天津市科普重点项目

医患交流·癌症防治与康复系列丛书

骨与软组织肿瘤
百问百答

主　　编　杨吉龙　赵　军

副主编　廖智超　任志午　赵　纲　李绪斌

主　　审　杨　蕴　邢汝维　滕　胜　张　瑾

编　　委　李　婷　李　锋　邢培培　常方圆

张　超　韩秀鑫

天津出版传媒集团

天津科技翻译出版有限公司

图书在版编目(CIP)数据

骨与软组织肿瘤百问百答 / 杨吉龙, 赵军主编. —天津 : 天津科技翻译出版有限公司, 2017.6

(医患交流·癌症防治与康复系列丛书)

ISBN 978-7-5433-3695-7

Ⅰ. ①骨… Ⅱ. ①杨… ②赵… Ⅲ. ①骨肿瘤–诊疗–问题解答②软组织肿瘤–诊疗–问题解答 Ⅳ.①R738-44

中国版本图书馆 CIP 数据核字(2017)第 112863 号

出　　版:天津科技翻译出版有限公司
出 版 人:刘 庆
地　　址:天津市南开区白堤路 244 号
邮政编码:300192
电　　话:(022)87894896
传　　真:(022)87895650
网　　址:www.tsttpc.com
印　　刷:天津市银博印刷集团有限公司
发　　行:全国新华书店
版本记录:700×960　16 开本　9 印张　90 千字
2017 年 6 月第 1 版　2017 年 6 月第 1 次印刷
定价:22.00 元

丛书编委会名单

丛书序

随着我国社会经济的发展以及老龄化的加速,恶性肿瘤的发病率呈逐年上升的趋势,已成为严重威胁人民生命与健康的首要疾病。我国肿瘤防控目标是降低发病率,减少死亡率。许多研究表明,肿瘤是可以预防或改善预后的,1/3 的恶性肿瘤可以预防,1/3 通过早期发现、诊断后可以治愈,另外 1/3 通过合理有效的治疗不仅可以改善肿瘤患者的生活质量,也可以使患者的生存期得到延长。但普通公众,一方面对于肿瘤的发生、发展等一般知识缺乏了解,很多人都谈癌色变;另一方面,对肿瘤诊断、治疗的水平的提高认识不足,认为肿瘤就是绝症,因而影响了预防及治疗。因此,提高健康意识、普及肿瘤防治相关科学知识是目前医务工作者和普通公众共同面临的一项艰巨任务。

天津医科大学肿瘤医院作为我国规模最大的肿瘤防治研究基地之一,以严谨求实的治学作风培养了一大批医学才俊。这套《医患交流·癌症防治与康复》系列丛书就是由该医院的优秀青年专家以科学研究与临床实践为依据,从普通公众关心的问题出发编写而成。对肺癌、胃癌、结直肠癌、食管癌、乳腺癌、恶性淋巴瘤,以及肝胆胰、妇科、甲状腺等常见肿瘤,从读者的角度、以问答的形式概述了各肿瘤病种的致病因素、临床表现,以及诊断、治疗、康复知识。其目的在于答疑解惑,交流经验,给予指导和建议,提高患者及公众对肿瘤防治的认识,克服恐惧,进而开展有利的预防措施,正确对待肿瘤的治疗方法,接受合理的康复措施。

本套丛书内容客观、全面,语言通俗、生动,科学性、实用性强,不失为医学科普书籍的最大创新亮点与鲜明特色。

郝希山

中国工程院院士

中国抗癌协会理事长

前　言

骨与软组织肿瘤是严重危害人类健康及生命的疾病，近年来发病率呈逐渐上升趋势。原发恶性骨肿瘤多见于青少年和中年人，常见的如骨肉瘤、软骨肉瘤、尤文肉瘤、脊索瘤等。常见的软组织肉瘤包括未分化多形性肉瘤(恶性纤维组织细胞瘤)、脂肪肉瘤、滑膜肉瘤、纤维肉瘤、平滑肌肉瘤、横纹肌肉瘤、血管肉瘤及恶性周围神经鞘膜瘤等。这些疾病的早期发现、正确诊断、及时治疗对肉瘤患者的预后具有重要的影响。由于其发病率低，大多数人包括一些医务工作者对此类疾病的认识严重不足，所以需要进一步提高对其的认识。

天津医科大学肿瘤医院骨与软组织肿瘤科是全国肿瘤医院中最早成立的骨肿瘤与软组织肿瘤的专业科室，是国内第一家面向肿瘤患者集外科手术治疗与功能康复为一体的一站式肿瘤特色专科。骨与软组织肿瘤科人才济济，年门诊量超过 15 000 人次，年收治住院患者近 2000 人次，年手术量 1200 多台次。骨与软组织肿瘤科是中国抗癌协会肉瘤专业委员会主任委员单位，先后有多位医师担任全国肉瘤专业委员会的主任委员、副主任委员、秘书长、常委及委员等职务。科室主要收治骨、软组织肉瘤患者及需要手术治疗的转移癌患者。四肢恶性肿瘤保肢方法采用综合治疗，根据局部病灶情况广泛切除后，分别采用人工假体置换术、肿瘤瘤段骨灭活再植、不离体无水乙醇灭活、异体骨移植等方法，使 80%以上的肢体恶性骨肿瘤患者获得保肢。软组织肉瘤采用广泛切除术，尤其对复发、难治性软组织肉瘤，累及主要神经血管束的软组织肉瘤，采取隔离肢体热灌注、手术联合人造血管移植、各种游离和带蒂皮瓣肌皮瓣修复、组织间插入(后装)放射治疗及外照射、粒子植入、不离体无水乙醇灭活等方法治疗，取得较好的局部控制率，降低了截肢率。

科室近年来承担国际合作项目3项、国家自然科学基金5项、天津市科学技术委员会课题2项、天津市教育委员会课题2项、天津医科大学课题2项及院级课题4项，在国内外期刊发表论文60余篇，被SCI收录的文章30余篇，最高影响因子8.791，累计影响因子超过100分，引用次数超过600次。科室共获得中国抗癌协会科技进步奖三等奖1项，天津市科技进步奖二等奖1项，天津市科技进步三等奖2项，天津医科大学科技一等奖1项、二等奖1项，填补天津市新技术空白2项。编著或参编的专著有《软组织肉瘤现代外科治疗》《英汉汉英骨科学词汇》《新编实用骨科学》《脊柱与四肢体格检查》《骨关节疾病的临床诊断》《肿瘤手术学》《简明肿瘤学》《实用骨科手术图谱》《M. D. Anderson肿瘤外科手术》《肿瘤TNM分期图谱》《骨与软组织肿瘤学》《软组织肿瘤学》《认识肉瘤》《软组织肉瘤诊疗中国专家共识》及《皮肤恶性黑色素瘤手册》等专著。

由于肉瘤知识内容广泛且肉瘤转化研究及临床诊疗进展迅速，书中内容及文字难免有误，恳望读者不吝赐教，以期更完善和准确，为提高肉瘤诊疗水平做出贡献！

杨吉龙

2017年3月

目 录

骨与软组织肿瘤概况

基础疑问 …… 2

诊断疑问 …… 10

治疗疑问 …… 19

康复疑问 …… 35

常见骨与软组织肿瘤

软组织平滑肌肉瘤 …… 40

横纹肌肉瘤 …… 44

滑膜肉瘤 …… 53

脂肪肉瘤 …… 57

血管肉瘤 …… 60

未分化多形性肉瘤 …… 64

恶性周围神经鞘瘤 …… 68

骨肉瘤 …… 70

软骨肉瘤 …… 89

尤文肉瘤/原始神经外胚层瘤 …… 94

脊索瘤 …… 98

骨平滑肌肉瘤……102
骨纤维肉瘤……103
骨未分化多形性肉瘤……108
骨巨细胞瘤……109
骨转移瘤……113
恶性黑色素瘤……120
皮肤非恶性黑色素瘤性恶性肿瘤……127

骨与软组织肿瘤概况

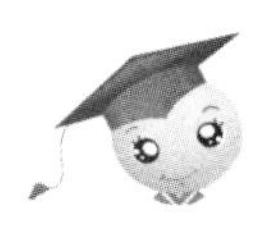

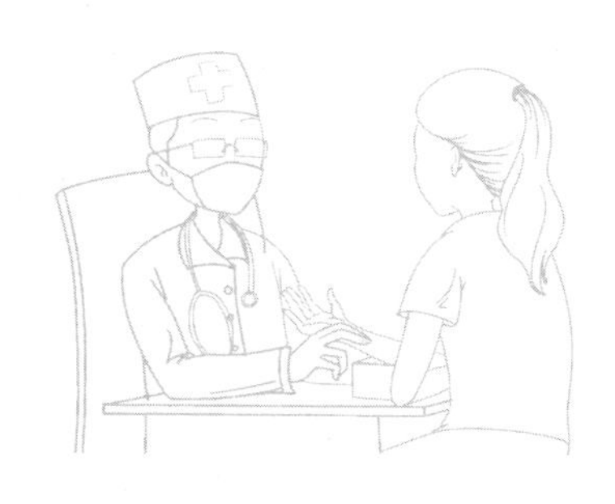

基础疑问

1 什么是骨与软组织肿瘤?

凡是发生在骨内或起源于各种骨组织成分的肿瘤,不论是原发性、继发性还是转移性肿瘤统称为骨肿瘤。其中由骨组织本身长出的肿瘤称为原发性骨肿瘤;由良性骨肿瘤恶变(例如骨母细胞瘤、慢性骨髓炎以及骨 Paget 病均可恶变为骨肉瘤)以及由放射线引起的骨肿瘤称为继发性骨肿瘤;发生在骨以外组织的肿瘤转移到骨组织称为转移性骨肿瘤。起源于骨髓淋巴造血系统的原发恶性肿瘤,如骨髓瘤、淋巴瘤等不在讨论范围之内。

凡起源于纤维、脂肪、平滑肌、横纹肌、间皮、滑膜、血管、淋巴管、外周神经等间叶组织并且位于软组织部位(内脏器官除外)的肿瘤称为软组织肿瘤。起源于内脏器官内间叶组织的肿瘤命名为“脏器+起源组织+瘤/肉瘤”,如肝血管肉瘤等。

温馨提示

一般情况下,良性的骨与软组织肿瘤病变称为瘤,恶性病变称为肉瘤(转移癌除外)。老百姓常说的骨癌是一种不确切的说法,其既包括原发性恶性骨肿瘤,也包括骨转移癌。

2 常见骨肿瘤的发病年龄和发病部位有哪些?

原发性骨肿瘤中,良性比恶性多见。前者以骨软骨瘤和软骨瘤多见,后者

以骨肉瘤和软骨肉瘤多见。

骨肿瘤发病与年龄有关,如骨肉瘤多发生于青少年,骨巨细胞瘤主要发生于骨骺板愈合后的成人,软骨肉瘤多发生于中老年人。部位对骨肿瘤的诊断有一定的意义,许多肿瘤多见于长骨生长活跃的部位,即干骺端,如股骨下端、胫骨上端、肱骨上端,而骨骺则通常很少累及。转移性骨肿瘤主要见于年龄较大者,在我国最常见的转移部位按由高到低的次序排列为骨盆、脊柱、股骨、肋骨、肱骨、肩胛骨、胫骨、颌骨、胸骨、锁骨及颅骨。

3 恶性骨肿瘤为什么好发于青少年?

由于青少年时期正处于快速生长发育的阶段,最容易受到外界刺激和干扰。每个人生长发育的过程就是新陈代谢,旧的细胞不断死亡,新的细胞不断产生的过程。如果在新的细胞产生过程中受到外界的刺激或者环境的干扰,这些细胞就可能发生变异,进而形成肿瘤细胞。因此,青少年要警惕不明原因的骨痛,如青少年骨关节周围出现了不明原因的肿痛,就需要及时到专科医院做检查,排除骨肿瘤的可能性。

4 恶性骨肿瘤的发生与哪些因素有关?

恶性骨肿瘤也有人称为“骨癌”,其发生的原因可能与骨的过度生长、慢性炎症刺激、代谢异常及放射线等因素有关。在大多数原发性骨肿瘤的病例中,不能明确其病因。暴露于特殊的致癌物下,如某种染料或涂料等化学物质、高剂量的放射线、生物病毒感染等均可参与诱导骨肿瘤的发生。目前许多研究表明:染色体数量或结构异常,如基因突变、缺失、扩增或融合,细胞因子,信号通路异常等都参与了恶性骨肿瘤的发生与发展。

5 软组织肿瘤在我国的发病情况如何?

软组织肿瘤以良性多见,如体表的脂肪瘤、纤维瘤等。软组织肉瘤的发病率较低,仅占全部恶性肿瘤的1%左右。软组织肉瘤有12个组织类型及100个以上不同亚型,其中最常见的是未分化多形性肉瘤(恶性纤维组织细胞瘤),其

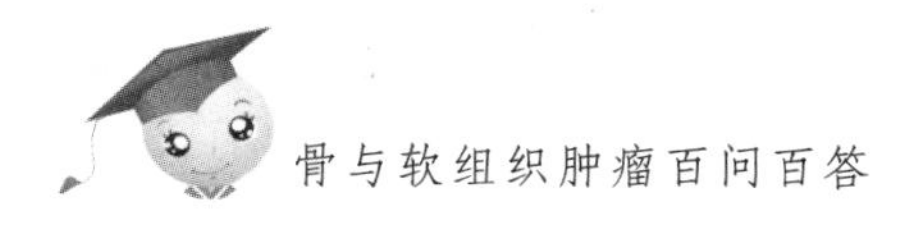

次是脂肪肉瘤、纤维肉瘤、平滑肌肉瘤、滑膜肉瘤和恶性周围神经鞘膜瘤。

6 软组织肉瘤的高危因素有哪些?

(1)遗传因素。某些特定的遗传基因变异和软组织肉瘤的发病有关,例如家族性息肉病患者患硬纤维瘤的概率较高。

(2)化学刺激。某些除草剂,如苯氧乙酸或聚氯乙烯,可能是某些软组织肉瘤的高危因素。

(3)放射线因素。放射线长期照射可能诱发肉瘤。接受过放疗的患者患肉瘤的概率增高。

(4)外伤。外伤常常成为某些骨与软组织肉瘤的诱因之一,但是却极易被人们忽视。根据病史分析,有相当一部分软组织肿瘤患者在发生肿瘤的部位有过明确的外伤史。所以,有过外伤经历且局部肿胀时间较长者,应警惕软组织肉瘤发生的可能。此外,还有些患者是在过去手术瘢痕的基础上发生了软组织肿瘤。

(5)病毒感染。某些病毒感染能增加软组织肉瘤的发病,如人类疱疹病毒。

7 良、恶性骨肿瘤有什么不同?

骨肿瘤根据组织学结果划分为良、恶性,提示肿瘤的生物学行为。在日常生活中,人们往往很难区分良、恶性骨肿瘤。如果误把恶性肿瘤当成良性肿瘤,会错失治疗时机;若把良性肿瘤错当成恶性肿瘤,则会给患者身心造成巨大伤害。因此,区分骨肿瘤的良、恶性非常重要。我们从以下 6 个方面进行简单比较。

(1)临床表现。良性骨肿瘤通常表现为有肿块,但无疼痛或者疼痛较轻,一般无全身症状。恶性骨肿瘤则表现为先有疼痛,后出现肿块,可伴有全身症状,如贫血、发热、消瘦,晚期出现严重消耗性改变。肿块表面多有红热,压痛明显。

(2)生长情况。良性骨肿瘤生长缓慢,不侵及邻近组织,但可引起压迫性移位;而恶性骨肿瘤生长迅速,易侵及邻近组织、器官。

(3)局部骨变化。良性骨肿瘤呈地图样或膨胀性骨质破坏,边缘锐利或不锐利,伴有或不伴有硬化缘;而恶性骨肿瘤多呈虫噬状或渗透状骨质破坏,病变区与正常骨界限模糊,边缘不整,累及骨皮质造成不规则破坏与缺损。

(4)骨膜反应。良性骨肿瘤一般无或仅有轻微骨膜反应,病理骨折后,可有少量骨膜反应,骨膜新生骨不被破坏。恶性骨肿瘤多出现不同形式的骨膜反应,并可被肿瘤侵犯、破坏。

(5)周围软组织变化。良性骨肿瘤多无肿胀或肿块影,如有肿块,其边缘清楚;恶性骨肿瘤侵入软组织形成肿块,与周围组织分界不清。

(6)转移情况。良性骨肿瘤不会发生转移,恶性骨肿瘤会发生转移。

8 "骨癌"的早期症状有哪些?

"骨癌"即恶性骨肿瘤,是一种不确切的说法,包括骨原发性及继发性恶性病变。

早期症状可能无特异性,表现为以下几个方面

- 骨的表面出现一个硬的肿块,有痛或不痛的症状。
- 骨和关节疼痛或肿胀,经常在夜间疼痛感加强且不一定与活动有关。疼痛可以是持续钝痛或者只在受压时感到疼痛。
- 发生病理性骨折或畸形。
- 有持续且难以解释的背痛(也有可能是患者患有背部疾病或腰背部肌肉慢性炎症)。
- 无明显原因发生一处或多处骨折,在骨折治疗时,应检查有无转移癌、骨肉瘤或骨质疏松症。
- 因骨恶性肿瘤压迫脊髓、神经及血管,患者肢体远端常会有麻木感,严重者将截瘫。

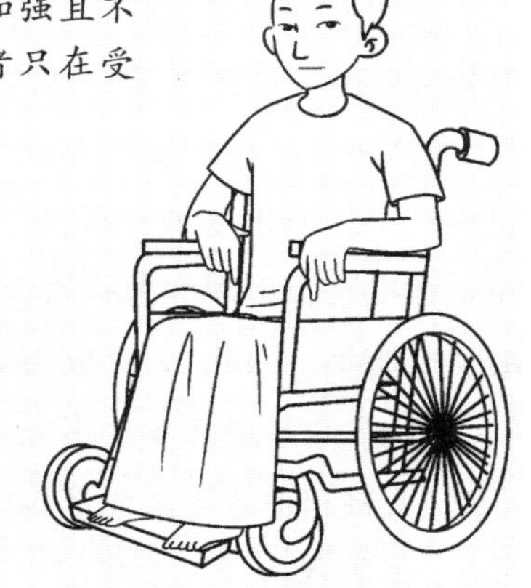

9 如何对儿童软组织肉瘤进行有效防范?

在中国,儿童软组织肉瘤可以说是一直被忽视的隐匿"杀手",针对儿童软组织肉瘤的防范非常重要。

从备孕开始,准妈妈就要养成良好的生活习惯,不吸烟、不酗酒、不吃霉烂

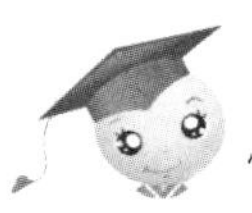

变质的食物；怀孕期间，特别是怀孕前3个月应尽量避免感染，如避免上呼吸道感染；不要乱用抗生素，如果确实需要用，最好在专业医师指导下进行；怀孕期间准妈妈应避免接触放射线。

软组织肉瘤最初的症状是无痛性的肿块，无特异性症状。软组织肉瘤好发于头颈部、泌尿生殖器官以及四肢。其中四肢、头颈部比较表浅，容易发现。家长在给孩子洗澡、换衣服的时候可以摸到质地较硬的肿块。如果这些肿块在短时间内快速生长，家长要重视，要尽早带孩子到专业肿瘤医院详细检查。

温馨提示

家长应该提高对小儿恶性肿瘤的认识，普及防癌、抗癌知识。家长还应注意让儿童远离装修、二手烟等环境污染。

10 常见的皮肤癌有哪些？

身体上有很多皮肤病变容易被大家忽视。一般情况下，这些皮肤病变多是无关紧要的皮损或者是良性的病变。但是当出现以下情况时，应该注意。

(1)恶性黑色素瘤。恶性黑色素瘤是一种高度恶性的肿瘤，其发病率在过去的几十年中正逐步升高，是发生于皮肤的首位致死性疾病。其早期表现是，在正常皮肤上出现黑色损害，或原有的黑痣于短期内扩大，色素加深、增厚，渗液及脱屑等。因此，大家应当对疑有恶变的黑痣进行早期检查。

(2)皮肤鳞癌。本病多发生于平均年龄60岁的老年人，好发部位为颜面、耳部、下唇和手背等曝光部位的皮肤，也可见于口腔黏膜、唇部、舌部及外阴等部位。多表现为经久不愈的皮肤溃疡或慢性窦道，常有恶臭。因此，针对长期不愈的慢性溃疡或黏膜白斑等要积极治疗并定期检查，这有助于防止鳞状细胞癌的发生。

(3)基底细胞癌。它是一种基底样细胞的低度恶性的皮肤肿瘤，是我国最常见的恶性皮肤肿瘤。好发于老年人暴露部位，特别是鼻部，其次是面颊部。皮损多为单发。皮肤表现为结节状，中央溃疡，周边有隆起性损害。

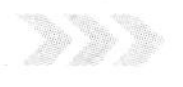

11 什么是软组织肿瘤?

软组织肿瘤是一组源于除骨和软骨以外全身各部位间叶组织的肿瘤,主要是来源于肌肉、肌腱、韧带、骨膜、脂肪、外周神经、血管的软组织肿瘤。有时软组织肿瘤的来源无法确定,如未分化(未分类)肉瘤。

12 常见的软组织肿瘤有哪些?

软组织肿瘤可发生在任何年龄及任何部位,但以青壮年多见,发生于躯干者最多。良性软组织肿瘤的年发病率为300/10万人,约30%的是脂肪瘤,30%为纤维及纤维组织性肿瘤,10%为血管性肿瘤,5%为神经鞘膜肿瘤。软组织肉瘤的发病率为(1.28~1.72)/10万人,且没有证据证明肉瘤的发病率及地理分布有显著改变。

13 软组织肿瘤的发病部位、年龄有哪些特点?

目前,软组织肉瘤有12个组织类型及100种以上的不同亚型,四肢病变占50%~60%,20%~25%位于腹膜后及腹腔,躯干占15%~20%,头颈部约5%。不同发病部位有不同的预后。肢体部位的软组织肉瘤一般比其他部位有较好的局部控制率和无病生存率,上肢软组织肉瘤预后优于下肢,近端软组织肉瘤局部控制率优于远端。

年龄相关的发病差异

胚胎型横纹肌肉瘤几乎主要见于儿童,腺泡状横纹肌肉瘤多见于青少年头颈和眼眶,而多形性横纹肌肉瘤好发于成人躯干。滑膜肉瘤主要发生在中青年人,而未分化多形性肉瘤、脂肪肉瘤、平滑肌肉瘤和恶性周围神经鞘瘤主要发生于中老年人。

14 软组织肿瘤的危险因素有哪些?

(1)环境因素。包括化学因素、物理因素、生物因素。其中化学因素是最主

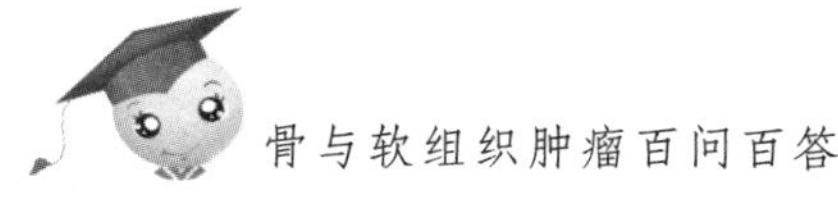

要的肿瘤危险因素，主要包括烷化剂类、多环芳烃类、芳香胺类、偶氮染料、亚硝基化学物等几类化学致癌物，这类物质主要是导致DNA损伤进而导致肿瘤的发生。物理因素的范围很广，包括各种波段的电磁波、紫外线、热辐射、机械刺激等。电离辐射是最主要的物理性致癌因素，主要包括以短波和高频为特征的电磁波辐射及电子、质子、中子等的辐射。生物因素包括细菌、真菌、病毒及寄生虫。

(2)遗传因素。目前认为，环境因素是肿瘤发生的使动因素，而个人的遗传特征决定肿瘤的易感性。然而，事实上遗传性肿瘤只占极少部分，大部分人类肿瘤起因于环境致病因素的作用，是基因–环境因素交互作用的结果。

15 软组织肉瘤的发病特点有哪些?

软组织肉瘤常表现为无痛性肿块，可出现如下症状或体征：受累神经压迫症状；受累关节活动受限，局部畸形；局部感染甚至破溃，皮肤温度升高，区域淋巴结肿大等。

(1)部位。虽然软组织肉瘤可发生于全身各部位，但在临床仍可见许多不同类型的肿瘤各有不同的好发部位。隆突性皮肤纤维肉瘤来自皮肤内的纤维组织，多发生于躯干体表部位，好发部位依次为胸壁、腹壁及背部，偶尔见于四肢及头部。纤维肉瘤约1/3发生于肢体，其次依次为胸壁、腹壁、头颈及腰背部。脂肪肉瘤好发于臀部、大腿及腹膜后，在此部位发生的肿瘤要考虑盆腔内肿瘤通过闭孔、坐骨大孔、耻骨弓甚至腹股沟韧带沿股血管及肌肉间隙向下延伸。滑膜肉瘤多发生于肢体

温馨提示

软组织肉瘤可以是多发的，一种情况是同一组织来源的多原发性，如间皮瘤、脂肪肉瘤和恶性周围神经鞘瘤；另一种情况是来源于不同软组织，可同时或异时发生。临床要注意将多源性肉瘤与多发的转移性病变区别开，以免错过治疗机会。

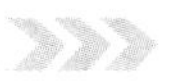

的大关节附近，但很少累及关节腔内。多形性横纹肌肉瘤多发生于肢体和躯干部位。胚胎性腺泡状横纹肌肉瘤多生长在头颈、眼眶周围，也可见于儿童的泌尿生殖器官。腺泡状软组织肉瘤的好发部位主要为肢体，尤其以下肢最多见，其中臀部和大腿占1/2以上，发生于躯干者比较少见。未分化多形性肉瘤除了肢体和躯干外，内脏器官也可发生。

(2)体积和形状。肢体软组织肉瘤的体积与恶性程度没有必然的联系。皮肤隆突性纤维肉瘤与覆盖的皮肤紧密相连，皮肤表面色红，一般直径为5cm左右，复发者常为多结节状。滑膜肉瘤体积较大，一般直径为5~10cm，最大者可达20cm。脂肪肉瘤的体积通常较大，其直径可从数厘米到数十厘米，形状不规则，边界清晰。横纹肌肉瘤的体积也较大，其直径多在10cm左右，大者可达30~40cm。表浅病变因肿瘤生长较快，表面常有破溃，深在者边界不清。恶性神经鞘瘤的体积比较大，其直径可达20~30cm，圆球形，极易出血，偶有破坏深部的骨质。

温馨提示

对于所有大于5cm的肿物(除非是非常明显的皮下脂肪瘤)和所有位于筋膜下或位置深在的肿物，不论其大小，一般推荐在治疗之前进行诊断性活检。既往的数据显示：可疑的肉瘤标准有大于5cm的表浅软组织病变和所有位置深在的病变(不论其大小)，此时肉瘤的风险约为10%。此类患者最好在专门的肿瘤中心进行手术并进行合理治疗。

(3)活动度。良性或恶性程度比较低的肿瘤，生长部位常表浅，活动度较大。生长部位较深或周围组织浸润的肿瘤，其活动度较小。腹膜后肿瘤因解剖关系多为固定型。

(4)质地。软组织肉瘤的软硬由其组织成分和血供情况决定。一般而言，肿瘤内含上皮样组织或者圆细胞以及血管分布丰富者，其质地较柔软；纤维、平

滑肌成分较多者则质地较硬。

(5)温度。软组织肉瘤的血供丰富,新陈代谢旺盛,位置较浅时,局部温度可高于周围正常组织。良性肿瘤局部温度可正常。

(6)疼痛。软组织肉瘤的疼痛是由发生的部位、肿瘤组织的来源及其与神经及周围结构的关系所决定的。高分化肉瘤因生长较快,常伴有钝痛。肿瘤如果累及邻近神经,则疼痛为首要症状,出现疼痛则预后不好。

(7)区域淋巴结肿大。软组织肉瘤多由血行转移,也有肉瘤通过淋巴系统转移(尽管不足4%)的,但部分软组织肉瘤的淋巴结转移率可超过10%,因此临床上也常看到区域性淋巴结肿大的体征。常见的发生淋巴结转移的肉瘤包括透明细胞肉瘤、上皮样肉瘤、上皮型滑膜肉瘤、横纹肌肉瘤、血管肉瘤及未分化多形性肉瘤。未分化肉瘤常有较高的区域淋巴结转移率,一旦出现其预后极差,其临床意义等同于内脏转移。

诊断疑问

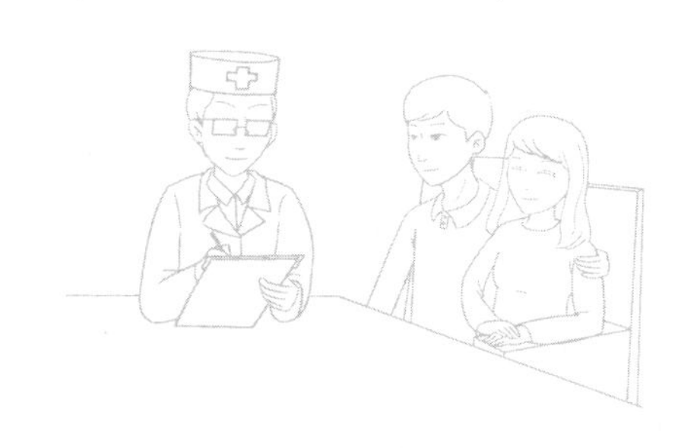

16 为何要在专业的肉瘤中心进行诊疗?

由于肉瘤的发病率较低,病理种类繁多,具有较少病例的医疗机构不能对这些罕见且复杂的肿瘤提供正确的诊断结果,也不能制订准确的治疗方案。相比之下,专业的肉瘤中心具有大量的病例收集、前沿的信息资源、专业的病理和影像分析,这些优势使工作人员能够对肉瘤的组织类型、亚型、分期和分级做出精确的诊断,然后制订综合治疗方案。此外,在专业肉瘤中心进行治疗增加了患者接受最新靶向治疗和临床试验的可能性, 从而为患者的治疗提供了更多选择。有资料显示,在专门肉瘤中心接受治疗的患者相比其他非专业的医

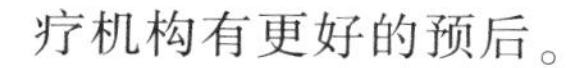

疗机构有更好的预后。

17 骨与软组织肿瘤诊断中常用的影像学检查有什么？各自有什么意义？

常用的影像学检查的方法包括超声、X 线、计算机体层摄影(CT)、磁共振成像(MRI)、放射性核素骨扫描(ECT)、数字血管减影成像(DSA)等。PET-CT 是目前比较先进的检查方法。

X 线检查是骨骼系统主要的检查手段，能够反映骨骼基本病变。X 线检查可提供骨病变的部位、数目、骨质破坏的类型、有无骨膜反应以及肿瘤内的钙化、骨化等信息。但是 X 线检查的不足之处在于对于软骨、肌腱韧带、关节囊和软组织观察比较困难。

CT 扫描对于组织密度的差异具有较高分辨率，它可以发现普通 X 线检查难以发现的病变；CT 扫描较 X 线检查更能充分显示病变的解剖位置、病变范围及与邻近结构的关系，能够为手术提供直观信息。此外，CT 扫描还可提供软组织病变内的囊性、脂肪和钙化等信息。

MRI 检查能够更好地确定肿瘤的范围及其对周围血管、神经、肌腱及肌肉的浸润范围，从而能更准确地进行肿瘤分期，以利于制订治疗方案以及手术后或放疗后的随访；能较早地显示骨髓内的肿瘤及肿瘤对关节的侵犯；MRI 上脂肪组织、骨样组织、软骨样组织、肌肉组织及肿瘤内出血及坏死均有独特的信号变化，有利于肿瘤的定性诊断和鉴别诊断。但 MRI 对肿瘤内钙化、骨化的显示不如 X 线检查和 CT。软组织肿瘤病变优先选择 MRI 检查。

ECT 检查对肿瘤髓腔侵犯比较敏感，先于其他影像学检查几周或几个月显示骨转移瘤的发生，但特异性不高，不能单独作为诊断依据，需结合其他影像学检查手段综合分析。

DSA 检查可显示肿瘤的血供情况，显示肿瘤的轮廓及肿瘤周围血管受压的情况。

18 骨肿瘤的诊断有哪些特点？

骨肿瘤的诊断必须临床、影像学和病理学三者结合，有些生化测定也很有必要。

(1)临床表现。患者的临床表现有一定的参考价值。比如良性肿瘤多无疼痛(骨样骨瘤可有剧痛),恶性肿瘤几乎均有局部疼痛;良性肿瘤的局部肿块多表现为质硬而无压痛,生长缓慢,恶性肿瘤的肿块则发展迅速;晚期恶性肿瘤会出现贫血、消瘦、体重下降等全身症状。

(2)影像学检查。骨肿瘤中的影像学检查,如X线检查、CT及骨扫描在诊断中占有重要地位,能显示肿瘤的准确部位、大小、邻近骨骼和软组织的改变,对多数病例还能判断其为良性或恶性、原发性或转移性。这对确定治疗方案和估计预后很重要。

(3)病理学检查。病理学检查是最后确诊骨肿瘤的可靠检查。

(4)生化测定。骨发生肿瘤时,正常代谢受到干扰,生化测定可协助诊断。大部分患者化验检查正常,但当骨质迅速破坏时,血钙往往升高。在成骨性肿瘤如骨肉瘤中,血清碱性磷酸酶明显升高。男性酸性磷酸酶升高提示转移瘤可能来自前列腺癌。尿本周蛋白阳性可提示骨髓瘤的存在。多发骨质破坏的患者需要关注甲状旁腺素的水平。

19 MRI上如何鉴别良、恶性软组织肿瘤?

软组织肉瘤的影像学检查除了超声外,MRI是最常应用的检查方式。根据肿瘤的MRI表现,结合肿瘤的边界、信号特征及邻近结构的受累情况进行综合考虑其良恶性。恶性肿瘤大多边界不清,信号不均,中心出血、坏死以及邻近组织结构受到侵犯。良性肿瘤则相反,多边界清楚,周围结构受累罕见。

20 增强CT与普通平扫CT相比有何区别?

增强CT与普通CT之间的主要区别在于是否在扫描过程中注射对比剂(例如有机碘剂)。增强CT是指在扫描过程中,经静脉注入水溶性有机碘剂。血内碘浓度增高后,器官与病变内碘的浓度可产生差别,形成密度差,在CT扫描时,使病变显示得更为清楚,可清楚显示肿瘤与周围血管、肌肉、神经之间的相互关系。针对那些有可能接受手术治疗的患者,在手术前需要详细了解肿瘤局

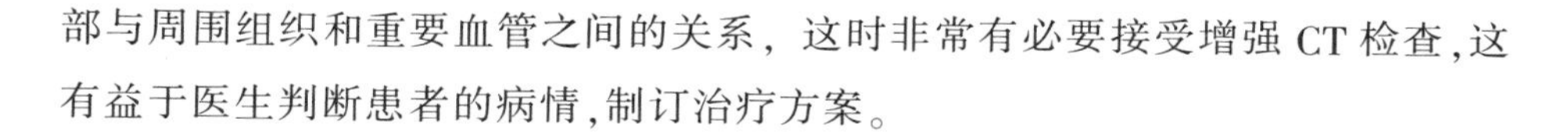

部与周围组织和重要血管之间的关系，这时非常有必要接受增强 CT 检查，这有益于医生判断患者的病情，制订治疗方案。

21 骨与软组织肿瘤术前行 DSA 的适应证是什么？

DSA 作为术前辅助检查并非适用于所有骨与软组织肿瘤，只适用于瘤体接近重要的血管、无转移的恶性肿瘤，瘤体较大、血供丰富估计出血较多的肿瘤，比如破坏范围较大的动脉瘤样骨囊肿和骨巨细胞瘤。DSA 检查的过程中也可以对肿瘤供血血管进行栓塞、套扎等介入操作。

22 什么是 PET-CT？其在骨与软组织肉瘤的诊断中有多大意义？

PET-CT 是正电子发射计算机断层显像，是目前比较先进的影像学方法。PET 利用正电子核素标记葡萄糖等人体代谢物作为显像剂，通过病灶对显像剂的摄取来反映其代谢变化。PET 与 CT 整合在一台仪器上，组成一个完整的显像系统，能早期诊断肿瘤等疾病。由于肿瘤细胞代谢活跃，摄取显像剂能力为正常细胞的 2~10 倍，形成图像上明显的“光点”，早期能发现隐匿的微小病灶(大于 5mm)。

PET-CT 对于肿瘤良、恶性的鉴别，病变部位的定位，恶性程度评价，活检部位的确定，疗效判断和预后均有较好的诊断价值。

温馨提示

PET-CT 通过标准摄入值(SUV)的大小来鉴别肿瘤的良、恶性，提示恶性程度；全身显像用于精确发现全部病变部位；肿瘤本身代谢的不均一常导致活检失败，通过 PET-CT 显像提供的高浓聚区，利于活检穿刺，取得肿瘤细胞，从而利于肿瘤病理诊断；PET-CT 显像通过肿瘤细胞的代谢活度加上 CT 的准确定位可较准确地判断肿瘤的边界，这对肿瘤的手术切除十分重要；肿瘤治疗后短期内形态变化要晚于功能代谢显像，因此 PET-CT 优于 CT、MRI 等检查方法，可早期评价治疗效果。

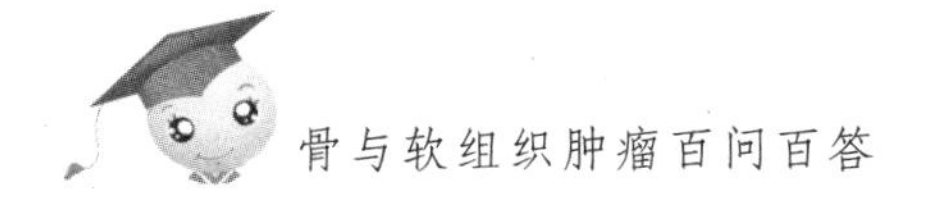

23 PET-CT 检查的注意事项有哪些?

PET-CT 检查的注意事项

- 检查前禁食 4~6 小时(预约上午检查者不要吃早饭,预约下午检查者不要吃午饭)。
- 携带以往检查资料(包括病史、CT、MRI、病理及治疗经过等)。
- 检查前 2 小时禁止做剧烈运动,显像前需完全休息半小时。
- 糖尿病患者需提前与 PET-CT 中心联系,以控制血糖浓度,高血糖状态会影响显像效果。肝肾功能异常的患者需要与医生沟通。
- 检查时需要在检查舱内安静平卧 20 分钟左右,否则会显著影响结果。
- 注射示踪剂后排尿不能污染衣物,否则会出现误诊。

24 超声检查在骨与软组织肉瘤的诊断中有何意义?

超声影像主要用于软组织肿瘤的检查。它能够清晰地显示软组织肿物及骨破坏周围的软组织肿物,尤其包括形态、包膜及内部细微结构,如肿瘤内骨性成分的多少,有无出血坏死灶,与周围脏器的关系等;根据所显示肿瘤内的血管分布及充盈状态,能确定肿瘤与周围血管的关系,为手术提供依据。

超声影像在骨肿瘤的诊断中作用有限,但对于某些特殊类型的骨肿瘤有一定的诊断价值,如成骨为主的骨肉瘤在超声影像上表现为强回声,瘤体内有大量形状不规则的强回声斑块。

25 骨扫描中出现放射性浓聚灶就代表是肿瘤吗?

骨扫描,俗称“骨显像”,是一种全身性骨骼的核医学影像检查方法,通过放射性核素检测骨组织的代谢异常。骨扫描的敏感性很强,但是特异性不高,定性困难,且解剖分辨率差。骨扫描中出现放射性浓聚灶只代表局部血流丰富,磷酸钙沉积过多,但引起的原因很多,恶性病变只是其中的一种表现,有时骨折愈后、陈旧外伤及退行性改变等都可以有放射性浓聚。因此,骨扫描中出现放射性浓聚灶后,应再行其他影像学检查以明确是否有骨质破坏。

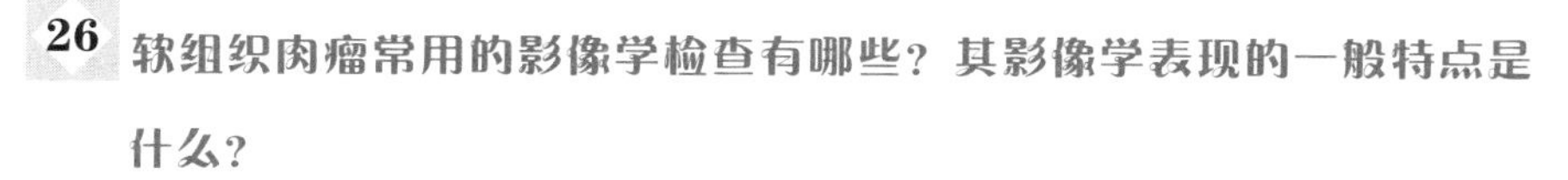

26 软组织肉瘤常用的影像学检查有哪些？其影像学表现的一般特点是什么？

软组织肉瘤影像学检查方法包括超声、CT、MRI、血管造影及 PET-CT 等，偶尔可能会用到 X 线检查及骨扫描。MRI 检查是软组织肉瘤检查最常见的方法，不仅可以评估软组织肿物与周围结构的关系，而且还可以了解肿物的内部结构。

一般特点及原则如下。

(1)X 线检查。①可用来检查临床触及肿块部位的结构有无异常；②用来除外骨肿瘤；③评估软组织肉瘤骨受侵时发生病理骨折的风险；④有脂肪样的低密度时，提示病变为脂肪类肿瘤；⑤血管瘤可观察到静脉石；⑥滑膜肉瘤和软组织间叶软骨肉瘤可观察到钙化；⑦软组织骨肉瘤可观察到肿瘤骨；⑧鉴别骨化性肌炎等其他良性病变。

(2)B 超。①方便易行的初步检查；②判断肿物是囊性或实性；③提供肿物的血流情况；④区域淋巴结检查；⑤超声引导下软组织肿物活检。

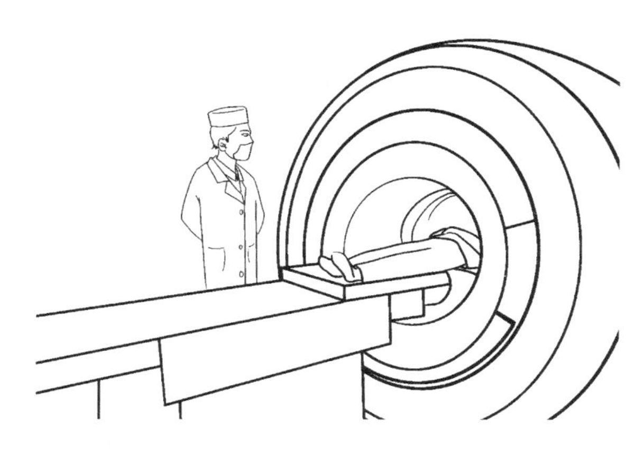

(3)MRI。①为软组织肿瘤重要的检查手段；②制订手术方案的重要依据之一；③通常 T1 为中等信号，T2 为高信号或者混杂信号；④增强 MRI 可了解肿瘤的血运情况；⑤对脂肪瘤、非典型性脂肪瘤和脂肪肉瘤有诊断意义；⑥对黏液性(圆细胞)脂肪肉瘤可进行全脊髓 MRI 检查；⑦对腺泡状软组织肉瘤及血管肉瘤，可进行中枢神经系统检查；⑦动态增强 MRI 可用于肿瘤化疗的评价；⑧MRI 检查适合用于肿瘤切除术后的复查；⑨增强 MRI 成像在区分黏液瘤、黏液性脂肪肉瘤以及具有液体的囊肿时具有重要意义。

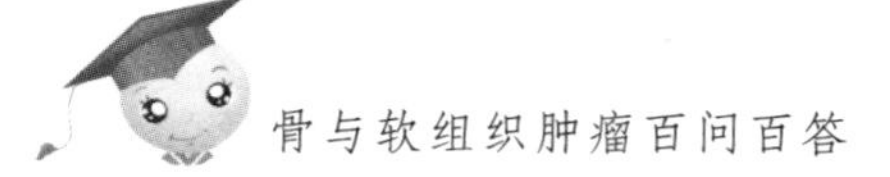

(4)CT。①可以显示软组织肉瘤邻近有无骨破坏及破坏情况;②有助于与骨化性肌炎鉴别;③胸部 CT 是分期诊断必需的检查;④黏液性脂肪肉瘤需进行腹部 CT 检查以判断是否为多发性;⑤增强 CT 可显示肿瘤的血供及与重要血管的关系。

(5)PET-CT。①可显示肿瘤的确切发病部位及代谢状况,对肿瘤复发、残留和治疗后变化的鉴别非常有用;②可评价患者的全身情况;③存在假阳性,特异性有待提高;④在确定软组织肿瘤的生物活性方面有临床意义。

(6)ECT。早期发现骨受累。

(7)血管造影。①有助于确定肿瘤范围以及良性与恶性肿瘤的鉴别,对血管瘤及血管变异可做出准确诊断,并帮助计划手术入路;②血管造影能为动脉内给药化疗提供有用的信息,血管分布的减少提示肿瘤对术前化疗敏感。

27 软组织肉瘤患者入院后一般需要做哪些检查?各有什么作用?

当怀疑为软组织肉瘤时,患者可能要进行手术、化疗、放疗等综合治疗。一般情况下,入院的检查如下。

(1)实验室检查。①血尿常规,肝、肾功能,血糖,电解质,无论化疗、手术均需要这些化验;②流行病检测、血凝常规,多为手术前的化验;③因常用的化疗方案多包括 ADM,应查心肌酶及肌酐清除率。

(2)X 线片。①作为筛选肺部转移瘤的初诊手段;②当可疑软组织肉瘤有骨侵犯时,可以拍摄肿物局部正侧位像。

(3)B 超。对软组织肿瘤的敏感性和特异性较强。①对于体积较小、表浅的软组织肿瘤行 B 超检查;②对于位置较深、在触诊时不理想的软组织肿瘤可行超声检查以明确病变的位置、大小及性质;③常规腹部(盆腔)超声检查;④局部引流区域淋巴结超声检查; ⑤超声可以引导对深部肿瘤的穿刺活检以明确病理;⑥肢体病变时可能需要 B 超检查以明确有无血栓形成。

(4)CT 检查。①肿瘤局部 CT 检查,明确肿瘤的位置、范围及分期;②胸部常规 CT 检查,了解是否有肺部转移情况;③可疑有其他脏器转移者,加做可疑部位 CT。

(5)强化 CT 检查。①怀疑有等密度肿块时强化检查可以明确显示病变;②了解重要血管受累情况;③了解软组织肿块的血供情况;④根据增强后的结果,帮助定性或者鉴别诊断;⑤可引导进行穿刺活检。

(6)MRI 检查。①了解肿瘤的病变范围,肿瘤内的出血、坏死情况,周围跳跃病灶情况;②确定肿瘤的切除范围;③术后了解肿物是否复发;④对化疗等辅助治疗的疗效评价。

(7)组织学检查。针吸活检或者切开活检均可。有外院病理切片者,申请病理会诊。

(8)外院诊疗资料的记录与甄别。有外院影像学资料者,检查时间与入院时间间隔不超过 1 个月,可申请影像学会诊;外院曾有放、化疗者,应详细记录化疗的药物名称、剂量、疗程、治疗次数;放疗者应详细记录放疗剂量、放疗区域。

28 什么是病理活检?有什么意义?

病理活检,就是从活体组织中切除部分或全部怀疑有病变的组织,经过一系列的化学处理,再将组织切成超薄的切片,放在显微镜下观察,从而得知这部分组织发生了什么样的病理变化,以此来协助临床医生进行诊断。它的主要作用是:①协助临床对病变做出诊断或为疾病诊断提供线索;②了解病变性质、发展趋势,判断疾病的预后;③验证及观察药物疗效,为临床用药提供参考依据;④发现新的疾病或新的类型,为临床科研提供病理组织学依据。

29 骨与软组织肿瘤明确诊断必须做活检吗?

活检即活组织病理检查,是取得病变组织进行病理诊断以明确病变性质的重要方法。骨与软组织肿瘤的分类和诊断极为复杂,单纯依靠临床检查和影像学是很难做出正确的诊断的,根据活检做出病理诊断是绝大部分骨与软组织肿瘤诊断的必要途径。通过活检获得病变的组织,在显微镜下观察病变细胞,区分其类型,从而明确病变的性质及特点。病理诊断有利于确诊、指导治疗和判断预后。活检对于明确病变性质的良、恶性非常重要,如果不清楚肿瘤的性质,按良性肿瘤处理就可能会耽误治疗,如果按恶性肿瘤处理则可能会对患

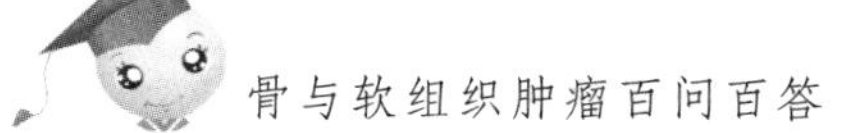

者身体造成伤害。

30 骨与软组织肿瘤的活检有哪些方式？各有什么特点？

活检分为闭合活检、切开活检及切除活检，其中闭合活检又分为针吸穿刺活检及套管针穿刺活检。

切除活检适用于非重要部位，影像检查显示界限清晰、无明显侵袭性改变、瘤体较小的良性肿瘤，可以完整彻底切除者。切除活检应严格限制在那些可确定为良性肿瘤的病例，对有恶性可能的肿瘤不适合。

切开活检必须通过手术切口进行。切开活检的优点是可以获得肿瘤的直观肉眼特点及足够的组织以做病理诊断，缺点是可能破坏了肿瘤所在解剖间室并且有肿瘤细胞的污染。穿刺活检失败的病例必须选择切开活检。

相对于切开活检，经皮穿刺活检的优点是操作简单、安全，对肿瘤后续治疗影响小、引发伤口感染机会少。

温馨提示

软组织肿瘤多采用针吸活检，针吸活检所用穿刺针较细，其多用于软组织肿瘤的活检，操作简单，可在门诊进行。骨肿瘤多采用经皮套管针活检。经皮套管针活检一般包括带有锯齿边缘的内径2~3mm的套管及带有锥形尖端的针心的套管针，在活检时锥状针芯可以突破软组织及骨质。既可以获得诊断价值较高的组织块，又避免了切开活检可能带来的不良影响，是一种值得倡导的骨肿瘤活检方法。活检失败的病例仍然需要切开活检。

31 为什么术中做了快速冰冻还要做术后病理化验及免疫组织化学？

一般来说，术中冰冻病理切片化验因受时间、染色方式、组织处理方式等因素的影响,其结果只是为了初步明确病变类型。虽然其准确率很高,但是仍有偏差,只有术后常规病理(即所谓的大病理)才能确诊。有时还需要做免疫组织化学等其他辅助化验才能最终明确。

免疫组织化学检测的目的主要包括:恶性肿瘤的诊断与鉴别诊断;确定转移性恶性肿瘤的原发部位;对某类肿瘤进行进一步的病理分型;发现微小转移灶,有助于临床治疗方案的确定;检测某些治疗靶点及特异性分子,为临床提供靶向治疗方案。

治疗疑问

32 骨肿瘤和软组织肿瘤手术后如何复查?

复查是骨和软组织肿瘤治疗过程中最重要的内容之一,关乎患者的治疗效果及预后。规律而完整的复查可以明确肿瘤的治疗情况,提高治疗效果,避免出现转移等严重后果。

> **温馨提示**
>
> 一般情况下骨和软组织肉瘤治疗后需要每3个月进行1次复查,持续2年;然后每半年复查1次,持续2年;之后需要每年进行复查。

复查的范围包括手术局部、淋巴结引流区域及主要脏器及全身骨骼。主要内容包括手术局部的X线检查、CT或者MRI、局部B超检查及骨扫描;淋巴结引流区检查包括超声、CT、MRI;主要脏器的检查,包括X线检查、CT或者MRI、局部B超检查等。骨肿瘤患者每年需要进行全身骨扫描检查以明确有无多发骨病变。经济条件允许或者病情需要时可行PET-CT检查。每次复查的同

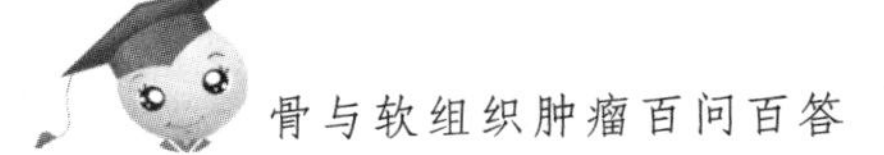

时需要进行血常规、生化的实验室检查。

前后对比的影像学检查至关重要，因此建议每次进行相同内容的检查以利于判断肿瘤有无复发。

33 良、恶性骨肿瘤的治疗方式有何不同?

良性骨肿瘤的治疗方式主要是手术切除肿瘤及其周围少量的正常骨骼。当某些良性肿瘤较小且没有明显症状时,可以不做治疗,只需定期观察。

恶性骨肿瘤的治疗存在不少困难,在以“挽救生命,最大限度保留肢体功能”为原则的前提下,以综合治疗方式为主。其中手术切除后肢体功能重建的保肢治疗是主要手段,截肢等手术也是常用的方法。

温馨提示

近年来,随着恶性骨肿瘤治疗学的不断进步以及相关学科的发展，尤其是辅助化疗和新辅助化疗的临床应用，各种保肢手术已逐渐代替了传统的截肢术。接受保肢手术的患者如骨肉瘤患者,主要采用“新辅助化疗—手术—辅助化疗”的治疗模式,尤文肉瘤/原始神经外胚层瘤的治疗还包括放疗。

34 什么情况下恶性骨肿瘤患者可以选择保肢?

选择保肢或者截肢手术是恶性肿瘤患者实际面对的问题。恶性肿瘤的治疗原则是以挽救生命为主要目的的,要最大限度地保留肢体功能。患者肢体的保留无论对患者本人的心理还是患者家庭、周围环境和社会都有着积极的意义,特别是让患者增加了战胜疾病的信心,也更积极地配合术后的化疗及其他治疗。

可行保肢手术的情况主要包括:全身情况和局部软组织条件良好,能按最佳手术边界根治性或广泛性切除肿瘤,预计局部复发率不高于截肢者;有良好

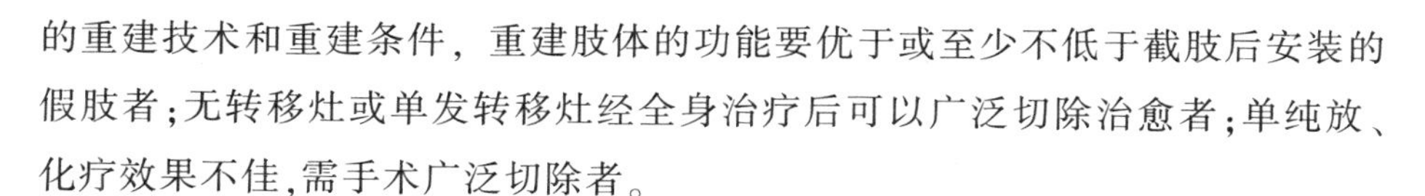

的重建技术和重建条件，重建肢体的功能要优于或至少不低于截肢后安装的假肢者；无转移灶或单发转移灶经全身治疗后可以广泛切除治愈者；单纯放、化疗效果不佳，需手术广泛切除者。

通常，合并病理性骨折是保肢手术的相对禁忌证。若通过有效的新辅助化疗，许多合并病理性骨折的骨肉瘤能够获得足够的切除边缘，保肢手术并不会增加局部复发的危险。因此，合并病理性骨折并不是保肢手术的绝对禁忌证。

35 恶性骨肿瘤保肢治疗的难点有哪些？

随着恶性骨肿瘤治疗学的不断进步，尤其是术前放疗、新辅助化疗的临床应用，各种保肢手术已逐渐代替了传统的截肢术或关节离断术而成为主要手术方式。然而，由于病种的复杂性和肿瘤的特性，保肢仍有一些难点。一方面，骨肿瘤保肢手术的肿瘤复发、切口不愈合或继发性感染、肿瘤假体的松动或下沉、移植骨关节功能障碍等并发症常造成保肢手术的失败，所以较高的并发症发生率、保肢手术失败率是恶性骨肿瘤保肢手术的难点之一；另一方面，骨肉瘤好发于青少年和儿童，通常的保肢手术中需切除骨骼生长所需的骨骺和骺板，而这导致术后的肢体不等长。因此，如何在不违反肿瘤治疗原则的前提下，保留儿童患者的骨骺、保证术后肢体的继续生长，成为儿童恶性骨肿瘤保肢治疗的又一难点。

36 良、恶性软组织肿瘤的治疗有什么区别？

良性软组织肿瘤的治疗以手术为主。术中需将肿瘤完整切除，对于与重要血管、神经关系密切的肿瘤（如坐骨神经的神经纤维瘤），不能为追求完整切除肿瘤而损伤肢体功能。一些交界性（中间性）的肿瘤（如弥漫性色素沉积性结节性绒毛膜炎、硬纤维瘤）手术后容易复发，可以根据情况考虑进行术后放疗。

软组织肉瘤由于具有复发和转移的特点，需要采取综合治疗方案，包括手术和辅助性的放疗和化疗相结合，或者结合靶向治疗。手术分为广泛切除手

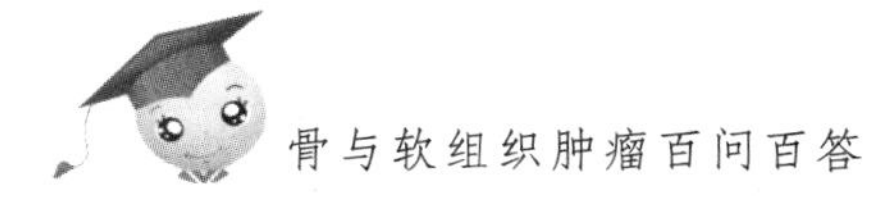

术、根治性手术、减瘤手术、边缘切除等。由于软组织肉瘤各种类型的生物学特性差异明显，所以需要考虑个体化治疗。

37 软组织肉瘤广泛切除的范围是什么？

广泛切除的原则是将肿瘤、假包膜外的部分反应性组织、相邻部分正常组织均切除，而不应紧邻假包膜行区域切除，手术安全距离为距肿瘤 3~5cm。

38 什么是软组织肿瘤的根治性手术？

根治性手术是指所有位置的肿瘤必须连同周围包绕的正常组织一并切除。为保证完整地切除，常常不得不切除一些正常的组织结构，手术还应切除活检的部位、皮肤及附近的部分肌肉。对于位于肌肉的肿瘤，常将受累肌肉的首尾整个切除。通常根治性手术是指间室切除、截肢等手术方式。当临床显示区域淋巴结已受累时，需要实施区域淋巴结清扫术。

39 什么是软组织肿瘤的减瘤手术？它的适用对象是什么？

减瘤手术是指对单靠手术无法切除的原发性肿瘤所做的大部分切除手术，目的只是为了减轻肿瘤的负荷，以便使患者能用其他的治疗手段(化疗、放疗、生物治疗等)来控制手术后残存的瘤灶。减瘤手术主要适用于晚期的恶性肿瘤患者，或者因高龄、基础疾病等原因不能接受根治性手术切除的患者。

40 软组织肉瘤切除后，组织缺损重建的方法有哪些？

软组织肿瘤切除后常造成较大的软组织缺损，需要通过软组织重建进行创面修复、重建功能、改善外形。重建的方法有很多种，要根据不同情况做出选择，主要包括皮片移植、肌皮瓣或者皮瓣的移植，或二者相结合。皮瓣或肌皮瓣的选择应考虑多种因素，包括缺损部位、供区可提供的软组织量、功能需求、血管蒂的条件、缺损局部的软组织条件等。肌皮瓣重建最重要的是要避免重建后的皮瓣血液循环功能异常，术后应严密观察皮瓣颜色及温度等，及时处理并发症，如缺血、血肿、感染等。

41 软组织肉瘤需要截肢吗？有哪些手术治疗方法？

手术是软组织肉瘤治疗的最主要手段。由于外科技术和治疗理念的进步，保肢的指征逐渐放宽，大约只有5%的患者不得不接受截肢。

手术原则是将肿瘤、活检途径、反应区及周围部分正常组织完整切除并获得阴性切缘。

在紧邻血管神经的部位，边缘切除也是允许的，但需使用银卡标记以利于术后放疗定位。

对初次切缘病理检查显示阳性，如再次手术可能获得阴性切缘者，应尽量再次手术，因为即使加上放疗，肿瘤残留时局部控制也难以满意。

对肿瘤过大、位置特殊难以切除者，可根据肿瘤类型及患者身体状况考虑新辅助治疗(包括放疗和化疗)，以达到降低分期和保肢的目的。热药灌注在部分不具保肢指征的患者中亦可能缩小肿瘤。

专家共识

- 手术仍是软组织肉瘤的主要治疗方法。
- 肉瘤诊断以病理为最终诊断，并结合辅助检查。高危软组织肉瘤(高度恶性，位置较深，大于5cm，局部复发或切缘阳性等)术前应通过活检明确诊断。
- 保肢手术为主要手术方式，切缘按照UICC分为R0(肉眼及镜下切缘均阴性)、R1(肿瘤镜下残留或沿假包膜的边缘切除)和R2(囊内切除或肉眼残留)3种，在保证切缘阴性的情况下最大限度地保留功能。
- 在病理条件所限情况下，仍按根治、广泛、边缘、囊内划分，广泛切除是软组织肉瘤外科手术的目标，除少数病理类型如皮隆突性纤维肉瘤等之外(NCCN推荐2~4cm)，广泛切除可以1cm为界(不影响术后功能者可适当增加)，但应强调三维立体切缘均为R0。少数患者仍需要截肢治疗。
- 对某些难以获得广泛切除的类型，可考虑术前新辅助治疗(放疗、化疗及肢体隔离灌注化疗)。

42 软组织肉瘤需要化疗吗？

化疗仍是软组织肉瘤最主要的内科治疗手段，分为新辅助化疗、辅助化

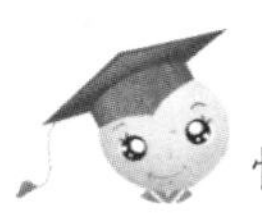

疗及姑息性化疗。给药途径可以口服、静脉、动脉灌注化疗、隔离肢体热灌注化疗等。

(1)新辅助化疗或称诱导化疗。指的是在手术前或者放疗前给予的化疗，主要用于不可切除或者无法达到安全边界的Ⅱ、Ⅲ期高级别软组织肉瘤。适用范围:①化疗疗效显著的软组织肉瘤;②预计术后肢体功能不佳或无法一期切除;③Ⅳ期患者在姑息性手术前需术前化疗;④肢体隔离灌注化疗。

(2)辅助化疗。术后辅助化疗理论上可消灭亚临床病灶,是减少或推迟远处转移和复发、提高治愈率的有效方法。主要用于可切除的Ⅱ、Ⅲ期高级别软组织肉瘤。辅助化疗目前是横纹肌肉瘤、骨肉瘤、尤文肉瘤的标准治疗。横纹肌肉瘤建议术后辅助化疗 12 周期,骨外骨肉瘤 12~15 周期,骨外尤文肉瘤 16~18 周期。

辅助化疗在其他软组织肉瘤治疗中的作用一直存在争议,化疗方案推荐 ADM±IFO,建议化疗 6 周期。

(3)姑息性化疗。对不可切除的局部晚期或者转移性软组织肉瘤，积极有效的化疗有利于减轻症状、延长生存期和提高生活质量。

温馨提示

对Ⅰ期有安全外科边界的软组织肉瘤患者不推荐辅助化疗；对Ⅱ~Ⅲ期患者建议术后放疗加或不加辅助化疗；有以下情况者强烈推荐术后辅助化疗，即化疗相对敏感，高级别、深部、直径大于 5cm；手术未达到安全外科边界或者局部复发二次切除术后。

43 软组织肉瘤需要放疗吗?

局部广泛切除+手术区放疗是可手术切除四肢及躯干软组织肉瘤的标准治疗方式,放疗的疗效取决于不同软组织肉瘤的病理类型和肿瘤负荷。通常高级别肉瘤如横纹肌肉瘤等对放疗的敏感性较高，肿瘤负荷量越小放疗效果越好。

放疗可以消灭亚临床和微小残留病灶,放疗包括辅助放疗、术前放疗和姑息性放疗。术后放疗适应证为:①高度恶性软组织肉瘤术后放疗推荐作为常规治疗,不论肿瘤大小和部位;②低度恶性软组织肉瘤术后放疗虽有争议,但T2期肿瘤>5cm,或切缘阳性者推荐放疗;③肿瘤累及周围血管或神经。组织间照射后局部控制率明显增加,与手术加外照射的结果接近。无法切除的局部晚期肉瘤同步放、化疗局部控制率高于单纯放疗。

新辅助放疗的主要优点是可降低肿瘤负荷,以利于手术切除,减少脏器受累以保留功能;缺点是伤口并发症明显增加。结合局部其他方式治疗,如肢体隔离灌注、组织间照射等,以达到保肢手术的功能保留与局部控制的最佳效果。

44 软组织肉瘤对化疗的敏感程度如何?

常见肉瘤类型对化疗敏感性如下。

化疗可以治愈:尤文肉瘤/原始神经外胚层瘤、胚胎型(腺泡状)横纹肌肉瘤。

敏感:滑膜肉瘤、黏液样(圆细胞)脂肪肉瘤、子宫平滑肌肉瘤。

中度敏感:多形性脂肪肉瘤、上皮样肉瘤、黏液纤维肉瘤、恶性外周神经鞘瘤、促结缔组织增生性小圆细胞瘤、多形性横纹肌肉瘤、未分化多形性肉瘤(恶性纤维组织细胞瘤)、平滑肌肉瘤、血管肉瘤。

相对不敏感:透明细胞肉瘤(软组织恶性黑色素瘤)、去分化脂肪肉瘤。

不敏感:腺泡状软组织肉瘤、骨外黏液软骨肉瘤。

45 化疗有什么副作用和不良反应?

癌症患者只要接受化疗,毒副反应几乎不可避免。一般情况下,毒副反应通常是剂量依赖性的,增加剂量在提高疗效的同时毒性也在增加。化疗成功与否,在很大程度上取决于如何解决好疗效与毒副反应之间的关系。不同的个体对药物的吸收、分布、代谢、排泄可能有差异,要密切观察与监测每个人。

化疗毒副反应包括胃肠道反应、骨髓抑制、心肺毒性、肝肾功能损害、神

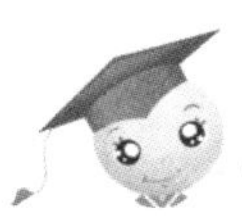

经毒性、泌尿生殖系统毒性、皮肤黏膜损害、局部刺激、静脉炎、过敏及其他。化疗毒副反应中以胃肠道反应和骨髓抑制最常见。部分不良反应与某些特殊的药物有关，例如，CTX、IFO可致尿路刺激症状和出血性膀胱炎；博来霉素可引发肺毒性；长春碱类可致神经毒性，顺铂导致肾毒性及高频率听力障碍等。

温馨提示

化疗不良反应轻者可长期或暂时影响患者的生活质量、限制化疗的剂量和疗程、影响疗效；严重者可危及生命。较容易处理的化疗不良反应有骨髓抑制、胃肠道反应；较难处理的化疗不良反应有神经毒性、心肌损伤、肝肾功能损害。

46 什么是新辅助化疗？其应用在骨与软组织肿瘤中的意义是什么？

新辅助化疗或称诱导化疗，是指在手术前给予的化疗，给药途径包括静脉注射、静脉持续输注、局部动脉灌注以及隔离肢体热灌注化疗等。理论上新辅助静脉化疗的主要优点在于：①缩小肿瘤体积并降低细胞活性，为保肢创造条件或者使原先只能做边缘性切除的患者转变为适合做扩大性切除，使术后的放疗野缩小，减少术后并发症；②杀灭血液循环中存在的微小转移灶，降低手术时肿瘤细胞的活力，减少术后远处转移的概率；③通过测定肿瘤细胞坏死率了解其对化疗的敏感性，为术后化疗方案的选择提供依据。

温馨提示

除了对局部控制率有收益外，多个研究还显示新辅助化疗也有长期生存受益。一般来说，新辅助化疗比较适用于病理高级别、生长速度快、化疗相对敏感的软组织肿瘤患者，以及肿瘤体积较大、位置较深、侵及周围组织和邻近关节、预计术后肢体功能不佳或无法一期切除患者。

47 什么是分子靶向治疗？骨与软组织肿瘤中常用的靶向药物有哪些？

分子靶向治疗是指针对特定分子或基因靶点，选择性杀伤肿瘤细胞的治疗方法。靶向药物既可以单药也可以联合使用。除针对个别病种的个别药物外，短期疗效一般不及化疗，但临床受益率高，不良反应比传统化疗轻，耐受性好。

骨肉瘤常用的靶向药物有单克隆抗体药物，如西妥昔单抗、曲妥珠单抗、贝伐单抗等；小分子酪氨酸激酶抑制剂，如吉非替尼、厄洛替尼等；血管生成抑制剂，如恩度、阿帕替尼；小分子多靶点抗血管生成剂，如索拉菲尼、舒尼替尼等。

软组织肉瘤的靶向药物常用的有帕唑帕尼、克唑替尼、伊玛替尼、阿帕替尼、舒尼替尼及索拉菲尼等。目前推荐的非脂肪源性软组织肉瘤的靶向药物为帕唑帕尼，国产的安罗替尼正在进行临床实验。

48 放射线为什么能够治疗肿瘤？

放射线治疗肿瘤主要是利用射线对正常细胞和肿瘤细胞的不同影响和损伤，以及它们恢复能力的差别。正常组织受射线损伤后，自动稳定控制系统开始起作用，细胞增殖周期缩短，细胞的生长比率也增加，这样很快就完成了受损伤的正常组织的修复，所以在分次照射后正常组织及肿瘤组织的恢复及生长情况都不相同：①正常组织在受照射后，细胞增殖周期恢复正常的时间快，而肿瘤组织对放射的损伤修复慢；②照射后虽然肿瘤可能有暂时的加速生长的现象，但这种生长速度还比不上正常组织为修补损伤而出现的增殖快；③肿瘤细胞群内的生长比率原来就比正常组织大，处于细胞周期的细胞多，因此受到致死损伤的细胞就比正常组织多，受不同程度损伤的细胞也较正常组织多。

49 骨肉瘤对放射治疗的敏感性如何？

骨肉瘤是一种放疗不敏感的肿瘤。在高剂量照射后局部控制率仍旧较低，文献报道仅为21%，大多数患者仍有明显的肿瘤残存。因此不能用单纯放疗来治愈骨肉瘤。目前肢体骨肉瘤的标准治疗方法为新辅助化疗、手术和辅助化疗的综合治疗。放疗的作用主要是辅助性治疗或姑息治疗。

50 术前放疗有何优点和缺点?

优点：术前放疗时，肿瘤组织未经手术干扰，血液供应及相应的氧合情况较好，剂量相对较低，放疗野相对较小，这样可降低正常组织损伤；对于边缘切除的肿瘤经术前放疗后可能缩小肿瘤进而行广泛切除手术。

缺点：术前放疗影响手术伤口的愈合；放疗后的副作用对随后的手术进程产生影响；术前放疗后肿瘤病理学特点可能发生改变，可能影响整体病情的评价。

51 哪些软组织肿瘤患者手术后需要放疗?

估计手术切除不彻底者；肿瘤局部切除后，不准备更彻底的手术时，均应采用术后放疗；手术切除原发肿瘤及周边3~5cm范围组织并且切除深筋膜组织的患者，无肺、肝、骨及区域淋巴结转移者；广泛切除术配合术后放疗来代替截肢术或半盆切除术者；多次术后复发、有复发倾向者。

52 软组织肉瘤术前放、化疗的治疗效果如何评价?

术前辅助放、化疗对软组织肿瘤的疗效评价目前没有统一的方法。但是由于新辅助放、化疗的使用增加，能评估这些治疗的效果尤其在研究项目中是非常有益的。目前采用实体瘤疗效评价标准(RECIST)和WHO的疗效评价标准均可(见表格)。

RECIST标准和WHO标准

疗效评价	WHO基于病灶面积的变化	RECIST基于病灶最大径总和的改变
CR(完全缓解)	可测病灶消失，维持至少4周以上	可测病灶消失，维持至少4周以上
PR(部分缓解)	缩小≥50%，维持至少4周以上	减少≥30%，维持至少4周以上
SD(疾病稳定)	介于PR和PD之间	介于PR和PD之间
PD(疾病进展)	增大≥25%，或出现新病灶	增大≥20%，或出现新病灶

53 什么是姑息性化疗？它的适应证是什么？

姑息性化疗主要适用于局部晚期或局部复发后无法手术切除、无法耐受或拒绝手术、初治或术后出现远处转移的肉瘤患者。进展期肉瘤的治疗是以化疗为主的综合治疗，出现远处转移的肉瘤患者预后极差，几乎不能治愈，中位生存期(MOS)1 年左右。经系统化疗后尽管有获得持久完全缓解(CR)或肺转移瘤被成功切除的病例报道，但仅个别病例能够获得长期生存。

对原发灶已控制，孤立的内脏转移瘤或多发性转移瘤可一次性或分次手术切除的，只要体力状况足以耐受，外科手术仍是积极推荐的治疗方案，手术前后辅以系统化疗，患者仍有治愈机会。如果远处转移瘤无法手术切除，通常以单纯系统化疗为主，但能否明显改善生存目前仍无定论。

通常情况下，若治疗有效，化疗不良反应可以耐受，则不需要调整方案和用药剂量，持续化疗至病情稳定，之后化疗停止定期随访及复查；若病情再次进展则再继续化疗，这样可以减少化疗药物的耐药性，减少化疗蓄积性毒副作用，延长患者无毒生存期，提高生活质量。若每两个周期化疗后复查，评价疗效为病情进展，则必须调整化疗方案。

温馨提示

对年轻、体力状况好、无明显并发症、初治或以往化疗次数不多、化疗相对敏感的进展期患者，即使是姑息性化疗，也可考虑 2~3 种药的联合化疗，兼顾剂量强度和密度，正确处理化疗不良反应。反之，对年纪较大、体力状况欠佳、存在诸如心脑血管疾病、糖尿病、慢性阻塞性肺病等慢性病、既往化疗次数较多、化疗敏感性较低的进展期患者，推荐单药或常规剂量的联合化疗，一般推荐两药联合，化疗后密切观察，监测并及时有效地处理不良反应，以改善症状、提高生活质量为主要治疗目的。

54 放疗的副作用大吗？

在临床放射治疗过程中，放射线对人体正常组织必然会产生一定的影响，从而造成一定的放射反应与损伤。放射线对组织器官的损伤与很多因素有关。组织对放射线的敏感性（指损伤程度）与其增殖能力成正比，与其分化程度成反比，即繁殖能力越强的组织越敏感，分化程度越低的越敏感，反之亦然。如淋巴组织、骨髓、睾丸、卵巢、小肠上皮等对放射线最敏感，最容易受损害；其次是皮肤上皮、角膜、口鼻腔、晶体、胃和膀胱上皮等。最不敏感的组织是肌肉、骨和神经组织。在一定的照射剂量下，组织受照射面积越大，损伤越大；面积越小，损伤越小。在一定的照射面积下，照射速度（单次照射剂量）越大，损伤越大。一般健康状况的好坏以及有无并发的疾病，如恶病质、感染性疾病、心肺血管疾病等都影响对放射反应的程度。年龄也是一个因素，青少年较成年人敏感，但到老年敏感性又增加。

放射引起的正常组织反应一般分为早期原发反应和晚期继发反应。早期放射反应一般是指放射引起的组织细胞本身的损伤，还有可能并发的炎症，如口、鼻腔黏膜急性放射性反应引起局部黏膜红肿、痛、浅溃疡及伪膜形成等；皮肤急性干性或湿性放射性反应等。晚期放射反应是指放射引起的小血管闭塞和结缔组织纤维化而影响组织器官的功能，如腺体分泌功能减退引起口干，肺、皮肤及皮下组织的纤维化收缩等。而较严重的放射损伤，如放射性截瘫、脑坏死、骨坏死和肠坏死等都是应该避免的。

局部反应

- 皮肤。干性皮肤表现为皮肤瘙痒、色素沉着及脱皮，能产生永久浅褐色斑；湿性皮肤表现为照射部位湿疹、水泡，严重时可造成糜烂、破溃，如破溃局部可涂美宝湿润烧伤膏，并暂停放疗。
- 黏膜反应。轻度：表现为口腔黏膜红肿、红斑、充血、分泌物减少、口干、稍痛、进食略少。中度：口咽部明显充血、水肿，斑点状白膜、溃疡形成，有明显疼痛，进食困难。重度：口腔黏膜极度充血、糜烂、出血，融合成白膜，溃疡加重，并有脓性分泌物，剧痛，不能进食，并偶有发热，此期需暂停放疗，加强口腔护理。

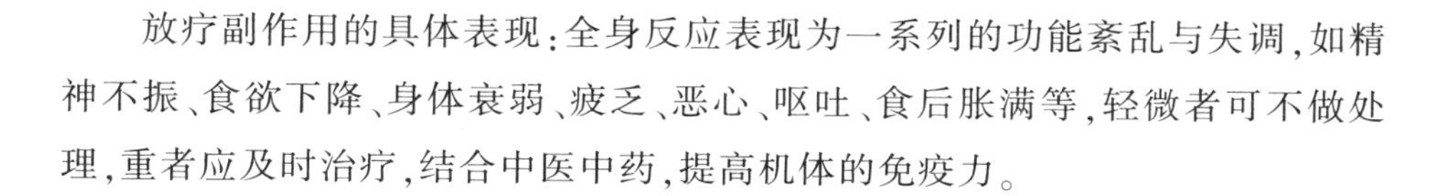
放疗副作用的具体表现：全身反应表现为一系列的功能紊乱与失调，如精神不振、食欲下降、身体衰弱、疲乏、恶心、呕吐、食后胀满等，轻微者可不做处理，重者应及时治疗，结合中医中药，提高机体的免疫力。

55 放疗副反应该如何处理？

(1)照射区皮肤发生破溃、流水。是放疗到一定时间时皮肤发生的较为严重的放疗反应，是受照射区域皮肤细胞被损伤的速度超过正常皮肤细胞修复速度的结果。从患者的角度讲，要注意充分暴露破溃区，如腋下皮肤破溃时要多让同侧上肢上举，从而充分暴露腋下皮肤；减少局部的摩擦，切忌搔抓；内衣要柔软干净，尽量穿棉质内衣而少穿化纤内衣；减少局部刺激，如不使用刺激性强的香皂和其他洗漱用品，不用过热的水洗澡，不暴晒等。医生在治疗上以促进皮肤愈合、减少炎症反应和必要时的抗感染治疗为主。总之，照射区皮肤的破溃流水为正常的放疗反应，只要患者与医生通力合作、合理治疗，是可以痊愈的。

(2)头颈部肿瘤患者放疗时口干。①在制订治疗计划时，应运用各种治疗手段尽量避免照射口腔腺体。近年来出现的新技术，如调强适形放疗技术就可达到这一目的；②运用多种治疗手段，如放疗加手术，体外放疗加组织间插植或腔内治疗，减少大面积放疗的剂量，加强局部剂量，使腺体的损害减少；③患者在治疗过程中可多次少量饮水，多吃一些富含维生素的食物和水果，如蔬菜、梨、西瓜、草莓等；④少吃辛辣食品及“补药”(如人参等)，忌烟酒；⑤注意口腔卫生，多漱口；⑥配合生津、去火的中药治疗，如胖大海、麦冬、菊花、绿茶冲泡服用。

(3)头颈部肿瘤患者放疗时口腔黏膜会出现白膜、破溃。当放疗至20~30Gy时，由于口咽黏膜急性充血、水肿，患者会觉得口干、咽痛，在咽东西时加重，有相当多的患者说“连咽唾液都很困难”。随着放疗剂量的增加，有的黏膜破溃形成溃疡，一些坏死物质沉积于此，形成一层白色的膜，我们称之为“白膜”。这时患者的反应很大，有的患者甚至滴水不入。这时，对于患者来说应该多含漱，保持口腔清洁，多吃清淡的食物，如牛奶、蛋羹、米粥、梨水、西瓜汁等，忌辛辣食

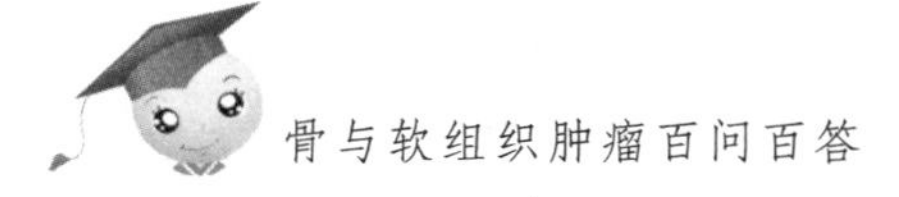

物和烟酒。

(4)放疗期间血小板降低。首先应明确引起血小板降低的原因是什么。当患者的造血系统如肝、脾、扁骨受到照射时,如全腹照射、倒“Y”野照射等,骨髓受到抑制致使血细胞下降,其中包括血小板的下降。在这种情况下,如果血小板在$(50\sim100)\times10^9/L$之间,照射野不大,可以通过饮食,如动物肝脏、瘦肉、豆腐,及升血药物,如升白胺、鲨肝醇等来调整。如果降至$50\times10^9/L$以下,无论是放疗野是大是小均应立即停止放疗,卧床休息,避免碰撞,并给予止血药物预防内脏出血,同时应向血站申请输成分血如血小板,待血小板恢复正常后再开始放疗。在一般情况下,很少有患者血小板降至$50\times10^9/L$以下,这种情况多见于骨髓受侵的情况。所以当血小板急剧下降且原因不明时,应行骨髓穿刺化验以明确病因,然后积极对症治疗。

56 什么是生物治疗?生物治疗的效果如何?所有的肿瘤患者都需要生物治疗吗?

生物治疗是一个广泛的概念,涉及一切应用生物大分子进行治疗的方法,种类繁多。从操作模式上分为非细胞治疗和细胞治疗。生物治疗是继手术、放疗和化疗后发展的第四类癌症治疗方法, 系利用和激发机体的免疫反应来抑制和杀灭癌细胞。

简单地说,细胞性生物治疗就是从患者的外周血中采集单个核细胞,然后送到工作室内进行培养、扩增、诱导、行肿瘤抗原刺激,从而获得能识别癌细胞和高效杀瘤活性的免疫细胞,然后如同打点滴一样分次回输到患者体内,有效抑制肿瘤细胞生长,消除转移病灶,达到预防和控制肿瘤复发和转移的目的,实现延长患者生存期、提高患者生活质量的多重目标。

与传统方法相比,生物治疗的针对性更精确,仅仅是针对肿瘤细胞本身的一种治疗。生物治疗技术是利用人体自身的免疫细胞,而不是传统的化学药品来杀伤肿瘤细胞的,该技术安全无毒副作用。

生物治疗适用于多种实体肿瘤,包括恶性黑色素瘤、前列腺癌、肾癌、膀胱癌、卵巢癌、结肠癌、直肠癌、乳腺癌、宫颈癌、肺癌、喉癌、鼻咽癌、胰腺癌、肝癌、胃癌等；也可以用于防止多发性骨髓瘤、B淋巴瘤和白血病等血液系统恶性肿瘤的复发；还可以用于上述肿瘤的进一步巩固治疗，达到延长生存期、提高生活质量和抑制肿瘤恶化的目的。但生物治疗不适用于T细胞淋巴瘤患者、器官移植后长期使用免疫抑制药物和正在使用免疫抑制药物的自身免疫病的患者。

生物治疗禁忌证

生物治疗禁忌证包括孕妇或者正在哺乳的妇女、T细胞淋巴瘤患者、不可控制的严重感染患者、对IL-2等生物制品过敏的患者、艾滋病患者、正在进行全身放疗化疗的患者、晚期肿瘤造成的恶病质、外周血象过低患者及器官功能衰竭者。

57 选择性动脉血管灌注化疗的作用是什么？有什么不良反应？隔离肢体灌注化疗的特点是什么？

选择性动脉灌注化疗是指用介入的方法将药物直接用于肿瘤局部的一种方法。它的作用在于：①可以使药物直接作用于肿瘤部位，与静脉化疗相比提高肿瘤局部血药浓度4~6倍，而化疗药物浓度每提高1倍，可以增加疗效10~20倍；②年老体弱无法耐受静脉化疗的患者，可以在较小的药物剂量下达到较高的局部血药浓度，这就扩大了新辅助化疗的适应证，减少了静脉化疗的全身不良反应；③可以促使软组织肉瘤组织坏死，体积缩小，肿瘤血管闭塞以及形成假包膜，减少肿瘤与周围组织粘连，使之分界清楚，更利于完整切除，减少术中转移、术后复发的机会，有利于减少术中出血；④术前缩小肿瘤，减轻局部肿痛，改善症状，有利于患者配合围术期治疗；⑤动脉灌注化疗时药物经肿瘤区域后最终回流至静脉系统，仍具有静脉化疗全身治疗的作用，可消灭微小转移灶，减少早期远处转移。

高温隔离肢体灌注（HILP）化疗是动脉灌注化疗的一种，它不仅能使肿瘤局部获得更高的药物浓度，还可以利用局部热效应进一步杀灭肿瘤细胞，提高肿瘤广泛切除率，增加保肢治疗的机会。欧洲癌症研究与治疗组织的一项Ⅲ期

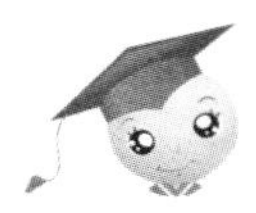

临床试验显示，区域热药灌注能增加化疗收益。加入区域热药灌注是高风险软组织肉瘤的一种新的有效治疗方式(包括腹腔及腹膜后病变)。

经过长期的随访证实，高温隔离肢体灌注也能够进一步带来生存获益。欧洲的临床试验证实，美法仑联合肿瘤坏死因子α(TNF-α)进行高温隔离肢体灌注治疗后保肢率可以达80%以上，有效率和保肢率均优于美法仑单药。因此，1998年TNFα-1A联合美法仑进行高温隔离肢体灌注在欧洲被批准用于治疗局部晚期的中、高级别肢体软组织肉瘤。目前，许多欧洲肉瘤中心都已将高温隔离肢体灌注技术运用于无法手术切除的肢体肉瘤患者。TNF-α的剂量为1mg时毒性降低，但疗效仍能保持。但此方法在美国目前尚没有进行相关试验及研究。

动脉灌注化疗主要的局部不良反应是灌注后肢体水肿、皮肤红斑、表皮坏死、神经毒性、暂时性肢体末端麻木和活动受限等。局部反应通常温和适度，水肿一般在2周内消退，而神经毒性维持时间一般较长。严重的局部反应是骨筋膜综合征，尽管不常见(<5%)，但是一旦发生，治疗上极有可能需要采取筋膜切开术或截肢术。全身性不良反应主要表现为畏寒发热、心血管事件、呼吸困难、肾衰竭、骨髓抑制等，一般对症处理后可逐渐缓解。

隔离肢体热灌注方法的差异性、高风险、耗时间、技术要求高及患者选择的不一致性等特点限制了其应用，因此需要做进一步研究。

58 什么叫肿瘤细胞的去分化？有什么意义？

分化是指在显微镜下对一种肿瘤在组织学上与其起源细胞间差异的描述，这种描述为医生评估肿瘤的侵袭性行为及患者的预后提供了依据。分化良好的肿瘤非常类似于其起源组织，而低分化肿瘤则很少有其起源细胞的特点。重要的区别在于分化良好的肿瘤很少有侵袭转移的潜能，而低分化肿瘤则可以表现为侵袭及转移能力强。

所谓“去分化”通常用来形容一个肿瘤与其来源细胞不再有任何关系。例如，具有良好分化脂肪肉瘤的患者其肿瘤非常类似于脂肪或脂肪组织且没有转移倾向，而去分化脂肪肉瘤完全失去脂肪组织的特征，侵袭及转移能力显著增强。

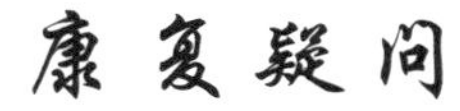

康复疑问

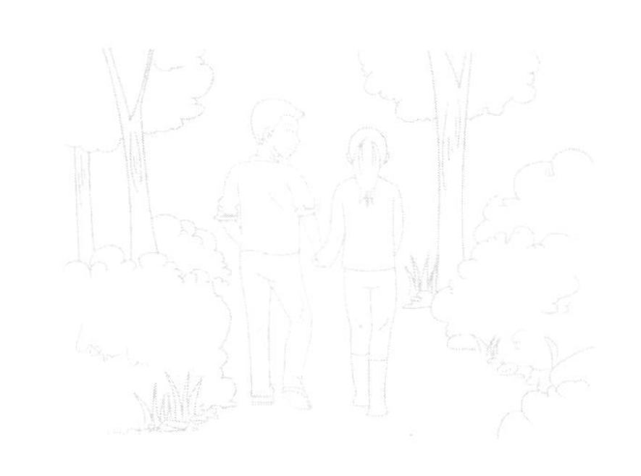

59 为什么治疗后要定期复查和随访？

随访是由肿瘤科医生具体指导出院患者的康复治疗，并对治疗效果进行评估，这对肿瘤康复患者延长生存期和提高生活质量具有实际指导意义。许多良性疾病经过治疗后，症状、体征消失，功能恢复，即可称之为治愈。而恶性肿瘤具有复发、转移的生物学特性，所以肿瘤患者经过一段时间的治疗出院后，必须定期到医院接受复查和后续治疗，才能起到防止肿瘤复发和转移、巩固治疗效果的作用。此外，随诊还可进一步了解和利于总结手术、化疗或放射治疗的远期效果，为临床和科研工作提供资料依据。

60 骨肿瘤患者保肢手术后如何进行康复锻炼？

保肢术后康复锻炼的目标是让患者尽可能早地独立进行日常生活。由于保肢患者术后需进行相应的放、化疗，因此康复锻炼强度及频次，需根据患者手术部位、自身耐受程度及综合治疗方案而定。

一般主要进行关节活动训练和肌力训练。下肢保肢术后患者除上述训练外，还应进行行走训练；上肢保肢术后患者可适当开展主动和被动活动训练。具体训练内容、强度，由康复医师结合患者情况确定。

61 软组织肿瘤患者手术后如何进行肌肉的康复锻炼？

四肢恶性肿瘤特别是软组织肉瘤，由于广泛切除，甚至肌肉间室切除，才

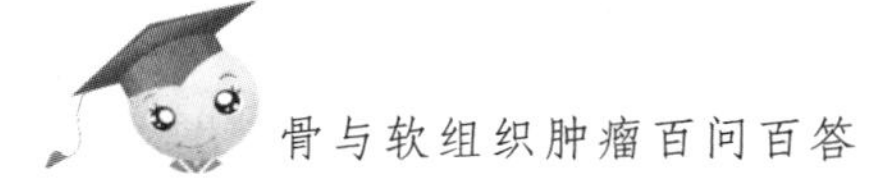

能达到减少局部复发的目的。因此,肿瘤切除以后都需要进行动力重建。常用肌肉转位的方法代替手术切除肌肉的功能，转位的肌肉要与相应的组织结构固定,以执行新的功能。转位的肌肉要适应新的活动目的与方式,进行康复训练是十分重要的。

开始运动的时间应延迟到手术后3~4周，以防止肌肉固定附着部的开裂而导致手术失败。

制订训练方案

- 首先,要被动地运动肌力重建的关节,使其恢复正常的活动度。
- 其次,训练患者主动收缩转位的肌肉,感受新的关节活动功能,建立条件反射,训练其与其他肌肉的配合,以使该肌肉更好地行使新的功能。
- 再次,训练肌肉的收缩强度,达到代偿已切除肌群功能的目的。经验证明,这一康复训练对于手术后肢体功能的恢复至关重要，不训练的患者转位的肌肉只是起到了覆盖创面的作用。

62 皮瓣修复组织缺损的患者如何进行康复锻炼?

对于无运动张力部位的患者,术后1周时开始进行关节肌肉训练。

对于关节周围活动时有张力者,应在术后2周时逐渐加大活动强度,以防止组织瓣缺血坏死或切口裂开。

63 下肢截肢术后佩戴假肢,需要做哪些准备?

截肢前,一般要进行健足站立平衡、持拐训练,以便为术后早日康复打好基础。手术后还需注意以下几点。

(1)术后固定或包扎患肢时,维持残肢残端于伸展位(用支具、石膏托、皮肤牵引),保持残端固定于功能位。病情稳定后开始残肢功能锻炼,以增强肌力。

(2)对已出现的轻、中度关节挛缩,可通过强化肌肉力量运动、增加关节的伸屈和平衡运动获得改善。

(3)伤口完全愈合后,用弹性绷带包扎以促进残端软组织收缩;对残端进行接触训练。

随着技术的进步，术后假肢的安装和训练已经变得很简单，由专业的技术人员进行指导和干预。

64 如何对截肢患者进行心理康复？

截肢术是严重的破坏性手术，患者往往难以接受这一沉重的打击，从而悲观、失望、痛不欲生。因此，医护人员及患者家属要针对患者的心理需求，向其讲明手术的目的及手术对解除痛苦、保全生命的重要性；向其介绍现代假肢业的成就，鼓励他们面对现实，树立生活信心，增强生活勇气；动员家属参与，通过亲人的理解、爱护与鼓励，给患者以心理支持；安排患者到假肢厂参观并了解假肢的安装、使用及功能，增加其信心。

65 术后如何预防下肢静脉血栓？

术后静脉血栓是骨科手术常见的并发症，尤其对于行髋、膝关节置换术的患者更为常见。对于静脉血栓的预防，应从以下几点做起：①术后应对肢体进行活动，不能活动的患者，家人可以根据情况进行按摩，这样可以避免血液在局部瘀积，形成静脉血栓；②进食清淡易消化的饮食，多食水果、蔬菜，预防大便干燥；③应用抗凝的药物预防静脉血栓的形成；④使用弹力袜、间歇充气加压装置作为机械性的预防措施，促进下肢血液静脉回流；⑤术后严密观察，必要时行 B 超检查，一旦发现血栓，积极治疗并规律复查。

66 肉瘤治疗结束后回家的患者生活中应注意些什么？

首先要注意良好的心态以及健康的因素，避免不良的生活习惯，如经常饮酒、熬夜等。

饮食注意事项

- 食品多样化：食谱广不仅可满足机体所需的各种营养，而且还能抑制有害致癌物质。
- 喝含酒精的饮料一定要适量：喝酒有损健康，口腔、咽喉、食管和肝脏的癌症与喝酒过量有关。喝酒多，同时又抽烟的人患癌症的危险性更大。
- 避免过多胆固醇的摄入：低脂饮食可以减少患乳腺癌、前列腺癌、结直肠癌的危险。
- 食用含有足够淀粉和纤维素的食物：应该多吃水果、蔬菜、干豆、全谷类食品、豆类及其制品，以增加淀粉和纤维素的摄入量，这样可降低结直肠癌。
- 保持营养的均衡，维持理想体重。

常见骨与软组织肿瘤

软组织平滑肌肉瘤

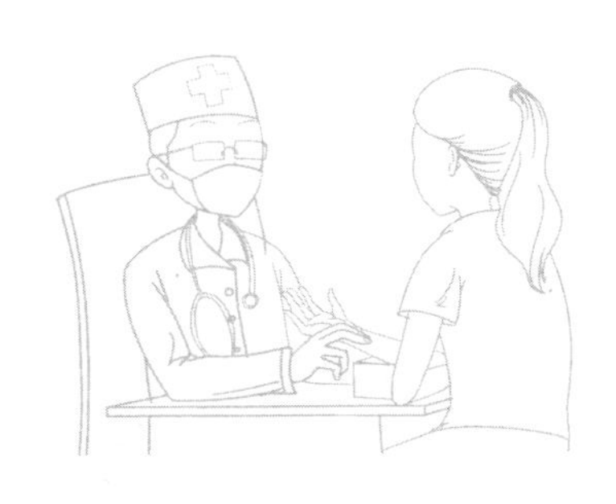

1 什么是软组织平滑肌肉瘤?

肌组织包括平滑肌、骨骼肌和心肌三种类型。平滑肌主要分布于皮肤、血管壁、胃肠壁等部位。平滑肌肉瘤是由具有明确平滑肌特点的细胞构成的恶性肿瘤。起源于血管壁的平滑肌肉瘤,多见于内脏,多数为原发性,少数由良性病变恶变所致。平滑肌肉瘤可分为来自皮肤、深部组织的,来自血管以及免疫低下宿主的。

子宫平滑肌肉瘤是一种特殊类型的肉瘤,有独特的特点,不在此讨论范围。

2 软组织平滑肌肉瘤有哪些发病特点?

软组织平滑肌肉瘤常发生于中老年人,也可见于青年人,甚至儿童。患者的性别比例因肿瘤部位而异, 绝大多数发生于腹膜后和下腔静脉的平滑肌肉瘤见于女性,但发生在其他部位的平滑肌肉瘤却无此特点。一般情况下,女性比男性发生率高(2:1),多发生在 50~60 岁这个年龄阶段,这种区别可能反映了不同性别中不同的雌激素相关性平滑肌细胞增殖情况。

软组织平滑肌肉瘤最常见的部位是腹膜后区域,约占 50%。在腹膜后病变的症状包括腹部肿块、疼痛、肿胀、体重下降、恶心或呕吐等。非腹膜后软组织平滑肌肉瘤最常见的部位是下肢,也可见于其他部位。这些软组织平滑肌肉瘤像其他软组织肉瘤一样,往往表现为逐渐增大的无痛性肿物。虽然这些肿瘤通常与小血管有关,但它们通常没有明显的血管压迫症状或者迹象。另一类独特类型的平滑肌肉瘤最常见的发生部位是大血管, 以下腔静脉和下肢大静脉多见,

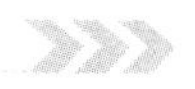

也可起源于动脉，但罕见。当平滑肌肉瘤来自于一个较大的血管时可以表现为血管压迫或者下肢水肿等症状，也可因邻近神经受压迫而出现麻木的症状。

3 深部软组织平滑肌肉瘤有哪些临床表现？

深部软组织平滑肌肉瘤大多发生在腹膜后，约占全部平滑肌肉瘤的一半，其次是网膜和肠系膜。多表现为模糊的腹部不适、腹部包块和体重减轻。位于外周的病变多为逐渐增大的无痛性肿物，往往没有很严重的症状。后腹腔的平滑肌肉瘤多因为无法触及巨大的空腔，往往表现为比肢体病变大得多的肿物。腹膜后平滑肌肉瘤是一种侵袭性的病变，往往很难做到完整的手术切除。

4 皮肤软组织平滑肌肉瘤有哪些临床表现？

皮肤平滑肌肉瘤可发生在真皮，多认为是来自真皮的竖毛肌。当肿瘤发生于真皮的微小血管，应视为躯体软组织平滑肌肉瘤，这些肿瘤的行为多与更深部位的病变一致。当病变仅限于真皮层，一般不会发生转移。皮肤平滑肌肉瘤占体表软组织肉瘤的2%~3%。多发生于四肢，可分为真皮型和皮下型两型。真皮型瘤体很小，直径一般不超过2cm，有明显的皮肤局部改变，如皮肤变白、脐凹状或者溃疡形成。皮下型一般瘤体较大，多数为单发，如果为多发常提示由其他部位转移而来，局部皮肤改变不如真皮型明显，仅为局部皮肤隆起。两型都有较明显的疼痛。

5 血管源性平滑肌肉瘤有哪些临床表现？

血管源性平滑肌肉瘤很少见，肿瘤的发生率和血管内的压力成反比，即血管内压力低血管性平滑肌肉瘤的发生率高。按血管内压力由低到高依次为：下腔静脉、股静脉和隐静脉、肺动脉、股动脉、主动脉。平滑肌肉瘤的症状与肿瘤的部位相关。位于下腔静脉上部的肿瘤阻塞肝静脉，引起布-加(Budd-Chiari)综合征，有肝大、黄疸和腹水的症状。位于下腔静脉中部的肿瘤可阻塞肾静脉，使肾功能受损；而发生于下腔静脉下部和下肢大静脉的肿瘤可引起下肢水肿，邻近神经受压可引起麻木等感觉、运动障碍。

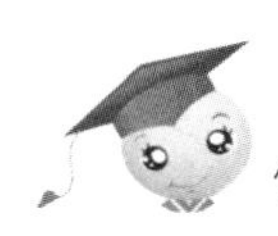

6 免疫低下宿主的软组织平滑肌肉瘤有哪些临床表现?

自20世纪70年代以来有许多报道显示，有一种特殊类型的平滑肌肉瘤发生在一些接受移植后免疫功能低下及使用免疫抑制剂的患者中。最近也有许多个案报道显示病变可发生在感染艾滋病毒及艾滋病的患者,另外也有EB病毒感染与平滑肌肉瘤发生相关的报道。目前尚不明确免疫缺陷及EB病毒等因素与平滑肌肉瘤的发病之间的关系。

7 软组织平滑肌肉瘤常用的诊断检查方法有哪些?

与其他软组织肉瘤一样，平滑肌肉瘤常用的诊断检查方法为影像学检查(如超声、CT和MRI)和病理学检查,最终需要病理来确定诊断。医生会根据患者的具体临床表现进行辅助检查。

8 软组织平滑肌肉瘤病理活检的相关注意事项有哪些?

平滑肌肉瘤病理学活检十分关键,活检将直接影响病理诊断的准确性、手术方式及预后。所以活检前,患者(或家属)应与外科医生、放射科医生、病理科医生做好沟通，根据患者具体情况及所选择的手术方式，进行恰当的活检取材,以免贻误诊断。活检前皮肤准备遵照医护人员要求进行。

9 初次病理活检类型有哪些?各自的特点是什么?

活检类型是诊断平滑肌肉瘤的一个焦点。目前使用的活检方法主要有针吸活检和开放活检。

尽管细针抽吸活检和粗针活检对外科医生和患者都很便利，但可能细针抽吸活检没有得到足够的材料促成正确的诊断。粗针活检比细针抽吸活检相对容易得到结果,因为病理科医生可以看到病变的构造及细胞形态,这样的样本也易获得,不必进入手术室,并且也可在CT引导下穿刺。粗针活检可以获得足够的高质量的样本做组织保存、细胞遗传学及分子生物学研究。但是一些病变的准确分类可能因为病变的异质性或者样本的异质性而需要多次活检。

温馨提示

开放活检有很多优点，主要是相对于针吸活检来说可以获得大量的组织，而且可以行快速冰冻或者为组织库保存样本。缺点是需要进入手术室进行，且创伤较大。事实上，很多患者愿意让他们的肿瘤组织标本保存起来用作将来的研究或者遗传学分析。因为很多肿瘤中心都进行中度或者高度恶性肉瘤的新辅助化疗，从活检组织中保存标本是比较理想的办法。治疗后的肉瘤样本也应保存起来，因为它们可能提供一些关于治疗方面的相关信息。

10 软组织平滑肌肉瘤的治疗方法主要有哪些？

软组织平滑肌肉瘤对放疗和化疗属于中度或者不敏感类型，手术切除是主要的治疗手段。由于平滑肌肉瘤可出现局部侵袭和早期转移，故治疗必须按照外科的分期原则进行彻底根治手术。医生也会根据患者的具体情况选择最合适的治疗方法。

11 软组织平滑肌肉瘤引起复发、转移及死亡的主要原因是什么？

目前认为与结局相关的最重要因素是肿瘤的部位和大小，两者关系非常明显。大多数腹膜后平滑肌肉瘤是导致患者死亡的主要原因，肿瘤直径大于10cm、界限不清、切除困难或不能完整切除，都有可能引起局部复发和转移。

除发生在下腔静脉上段的平滑肌肉瘤之外，其他部位的血管平滑肌肉瘤容易局部切除，但尽管如此，大血管平滑肌肉瘤的预后不佳。一般来说，肿瘤直径<5cm 者预后较好。超过 40%的真皮部肿瘤易于复发，但极少转移；相反，有 1/3 的皮下肿瘤可发生转移，并引起死亡。本病属于高度恶性肿瘤，可经血液循环进行转移，常常合并肝脏以及肾脏的继发性改变。

12 术后什么时候开始复查？间隔多长时间复查一次？

具体的复查计划需要主管医生根据病情做出判断。一般情况下，建议术后第1~2年内，每3个月复查1次；第3~4年内，每6个月复查1次；第5年以后，每12个月复查1次。但是在复查期间如果出现各种不适，应及时到医院进行相应的检查和治疗。

13 术后复查要做哪些检查？复查时需要注意哪些？

复查常做的检查主要有局部及重要区域的查体及影像学检查等。具体情况由医生结合病情进行选择。复查时，应注意自己主治大夫的出诊时间，携带既往病历及相关检查结果（如CT片），整理好居家期间的疑问或身体不适，及时向医务人员咨询。最重要的是要坚持复查，对于不愿意进行复查的患者，家属应该对其进行积极的劝导，让患者了解复查对于疾病预后的重要性。

横纹肌肉瘤

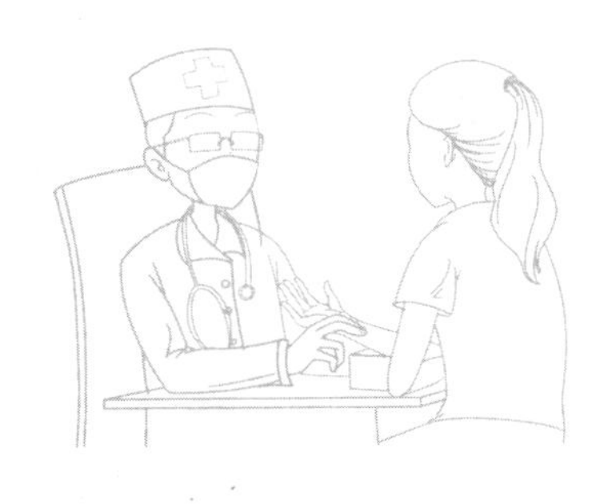

1 什么是肌肉组织？什么是骨骼肌？发生在骨骼肌的肿瘤主要有哪些？

肌肉组织由特殊分化的肌细胞构成，许多肌细胞聚集在一起，被结缔组织包围而成肌束，其间有丰富的毛细血管和纤维分布。主要功能是收缩，机体的各种动作、体内各脏器的活动都由它完成。肌肉组织主要是由肌细胞构成的，可以分为平滑肌、骨骼肌和心肌3种。

骨骼肌又称横纹肌，是肌肉的一种。骨骼肌（在此之后只称作肌肉）由数以千计、具有收缩能力的肌细胞（由于其形状呈幼长的纤维状，所以亦称为肌纤

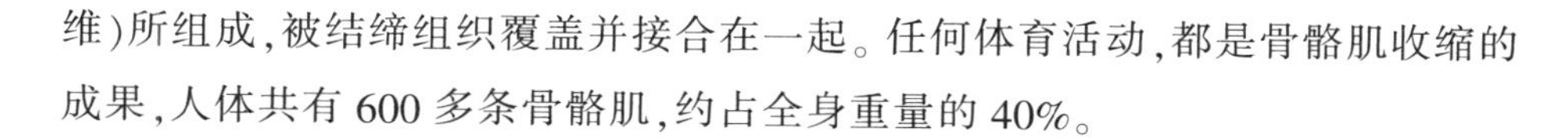

维)所组成,被结缔组织覆盖并接合在一起。任何体育活动,都是骨骼肌收缩的成果,人体共有 600 多条骨骼肌,约占全身重量的 40%。

2 发生在骨骼肌的肿瘤主要有哪些?

发生在骨骼肌的良性肿瘤主要为横纹肌瘤,它主要包括 3 种类型,即成人型、胎儿型和生殖道型。发生在骨骼肌的恶性肿瘤包括胚胎性横纹肌肉瘤(包括葡萄簇状、间变性)、腺泡状横纹肌肉瘤(包括实性、间变性)、多形性横纹肌肉瘤和梭形细胞(硬化性)横纹肌肉瘤 4 种类型。

3 什么是横纹肌肉瘤?

横纹肌肉瘤(RMS)是一种来源于骨骼肌细胞的恶性肿瘤,但骨骼肌细胞为何出现恶变知之甚少。由于骨骼肌细胞可见于人体各个部位,因此横纹肌肉瘤亦可发生于人体几乎任何部位。

温馨提示

横纹肌肉瘤发生率次于未分化多形性肉瘤(恶性纤维组织细胞瘤)和脂肪肉瘤,居软组织肉瘤的第三位。横纹肌肉瘤占儿童实体肿瘤的 15%,占儿童软组织肉瘤的 50%。临床表现的多样性、病理改变的多重性以及发病部位的不同,使横纹肌肉瘤成为小儿肿瘤中最复杂的一种。

4 横纹肌肉瘤分为哪几类?各有什么特点?

横纹肌肉瘤主要包括 4 种类型:胚胎性横纹肌肉瘤(包括葡萄簇状、间变性)、腺泡状横纹肌肉瘤(包括实性、间变性)、多形性横纹肌肉瘤和梭形细胞(硬化性)横纹肌肉瘤。其中梭形细胞(硬化性)横纹肌肉瘤比较少见,生物学行为难以确定。

胚胎性横纹肌肉瘤是一种具有胚胎性骨骼肌的表型和生物学特征的一种原始的软组织肉瘤,主要包括梭形细胞、葡萄状和间变性 3 种亚型,一般引起的症状多由梗阻所致。

腺泡状横纹肌肉瘤是一种原始的、恶性、细胞学类似淋巴瘤的圆形细胞肿瘤，并有部分骨骼肌分化特点。临床上主要表现为迅速生长的四肢肿物，此种类型的横纹肌肉瘤比胚胎性横纹肌肉瘤更具有侵袭性。

多形性横纹肌肉瘤有时也称为成人性横纹肌肉瘤，是一种高度恶性的肉瘤，几乎只发生在成年人中，由具有骨骼肌分化的奇异的多边形、圆形和梭形细胞构成，不存在胚胎性或腺泡状横纹肌肉瘤成分。临床上大多数患者因为快速发展的肿块引起疼痛性肿胀而就诊。其对放、化疗均不敏感，手术是主要的治疗手段。

5 横纹肌肉瘤的常见发病部位有哪些?

尽管横纹肌肉瘤可发生于任何部位，其最好发部位为头颈部(约占 40%)、男性和女性的泌尿生殖道(约占 25%)以及肢体(约占 20%)。

约 40%的新诊断的横纹肌肉瘤来自于头颈部，包括脑膜旁(占所有病例的 16%，接近头颈部的一半)、眼眶及眼睑(占所有病例的 10%)以及其他非眼眶、非脑膜旁的部位(约占所有病例的 10%)。约 25%的病例原发于泌尿生殖系统，包括睾丸旁结构、女性泌尿生殖道(阴唇、阴道、宫颈、子宫)、膀胱及前列腺。约

温馨提示

大部分患横纹肌肉瘤的儿童并无明显的致病因素，即使经过仔细了解家族史及体格检查，也只有 1/10~1/5 的儿童会存在确定的遗传学致病因素：其中大部分表现为 Li-Fraumeni 综合征。患儿家族中多人患癌，如乳腺瘤、脑瘤、肾上腺皮质癌、神经纤维瘤等。横纹肌肉瘤患者常伴有先天性发育异常，约 30%的患儿合并各种先天性畸形，如胃肠道畸形、泌尿生殖道畸形或心血管畸形等。

20%来自于肢体。其余发病部位包括胸壁、腹膜后等。

发生于眼眶和非脑膜旁的头颈部肿瘤(如面颊和耳郭)以及男性(睾丸旁)和女性(阴道、阴唇、宫颈或子宫)生殖道的肿瘤其预后优于其他部位肿瘤。

6 横纹肌肉瘤有什么临床表现?

横纹肌肉瘤根据发生的部位可以表现出多种多样的临床症状。横纹肌肉瘤的临床表现取决于发病部位。

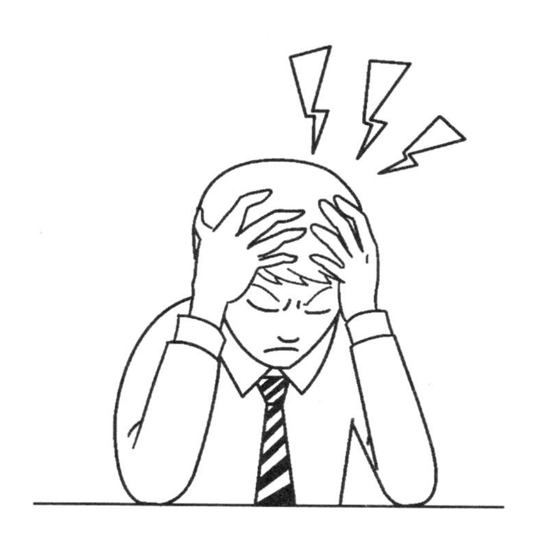

(1)头颈部横纹肌肉瘤。因为病变多位于眼眶周围、面颊及耳郭周围,患者常因肿块而就诊。多数患者可能有眼球突出、声嘶、吞咽困难、呼吸困难、咳嗽、外耳道分泌物、听觉逐渐衰失和耳出血等不适。病变若侵犯颅底、颈椎和脑等部位,可能出现上眼睑下垂、头痛、眩晕、神经麻痹等症状。

(2)四肢横纹肌肉瘤。多以局部肿块就诊,肿块位置较深,且与骨骼肌肉紧密相连,故活动度差,质硬,一般无疼痛,也无触痛。当侵犯神经时常引起剧烈疼痛和局部感觉及运动功能障碍。

(3)躯干横纹肌肉瘤。多数位于脊柱旁区和胸壁,多可触及肿物,也可因侵犯椎骨及神经根、压迫神经根及脊髓而发生剧烈胸背部疼痛、感觉及运动障碍。

(4)腹膜后横纹肌肉瘤。早期常无症状,肿瘤增大压迫胃肠道或输尿管后则出现相应的表现,如下腹部肿块、下腹部疼痛、肠梗阻及尿路扩张等。

(5)消化道横纹肌肉瘤。最常见于胆道。常因引起胆道梗阻而引起症状,如乏力、发热、进行性黄疸、右上腹腹痛及右上腹肿块等。胃肠道病变则可能引起腹部肿块、腹部疼痛、肠梗阻等症状。

(6)泌尿系横纹肌肉瘤。最多见于膀胱。症状有血尿、排尿困难、尿潴留、反复尿路感染、尿失禁等，下腹部或直肠指诊时触及肿块，女性可有肿瘤自尿道口脱出。泌尿系肿瘤可广泛浸润盆腔脏器或转移到腹膜后。前列腺横纹肌肉瘤多发生于5岁之内，常无疼痛，逐渐出现尿频、夜尿、尿流变细等排尿困难表现。直肠指诊可触及肿瘤，晚期会阴部可有肿块突出。

(7)生殖系横纹肌肉瘤。最常见于阴道前、后壁及处女膜，最初可有或无臭味的阴道黏液、血性分泌物。当肿瘤增大充满阴道时，可见葡萄样肿物自阴道脱出，可伴有排尿、排便困难。

7 横纹肌肉瘤常用的检查有哪些？

横纹肌肉瘤常用的检查如下：体格检查；影像学检查，如X线、CT、MRI、超声等；化验检查，包括血常规，肝、肾功能，尿液分析，骨髓穿刺等；考虑累及头颅或者脊髓的病变可能需要做脑脊液化验。

最重要的检查是病理活检，需要对病变的类型进行分析，为治疗做准备。病理检查中常需要检测横纹肌肉瘤相对特异的标记物Desmin、MSA、Myogenin及MyoD1等，还需要检测特异的融合基因如t(2;13)PAX3-FKHR染色体易位。横纹肌肉瘤尚无特异性血浆或尿标记物，医生会根据患者的症状和体征推荐最合适、最恰当的检查方法。

8 横纹肌肉瘤的治疗方法有哪些？

横纹肌肉瘤的临床治疗主要根据肿瘤的恶性程度、分化程度、病灶数量、病灶大小等多因素进行综合分析。目前主要为手术治疗、放射治疗、化学治疗、分子靶向治疗等。所有横纹肌肉瘤患者均需行化疗，大部分儿童会接受放疗、化疗和手术的联合治疗。医生会根据患者的具体情况，为患者提供个体化治疗建议。

儿童横纹肌肉瘤治疗的焦点就是获得“局部控制”和“全身控制”。局部控制是指“原发肿瘤”的永久消灭。这通常通过在化疗之外，局部的外科手术切除或放疗(或二者兼之)获得。全身控制指对不可见的“微小转移”和可见的“转移”的控制，通常通过化疗(有时需要辅助手术和放疗)达到。

治疗失败的风险根据“风险分组”而有所不同

对大多数无转移的患儿来说(标准风险至中度风险),最大的风险是原发肿瘤很难得到永久控制。这些患者中半数以上是“局部区域”(原发肿瘤部位及其周围)的治疗失败,而局部治疗的失败显著增加了远处转移的风险,这可能是肿瘤早期获得了放、化疗抵抗。对大多数转移的患儿来说(即高风险),最大的风险是,即使原发灶得以控制,但转移灶控制失败。由于大多数患儿发生转移后生存期很短(不到20%的患者可能治愈),因此初诊后合理的治疗非常关键。

9 术后辅助化疗对横纹肌肉瘤效果好吗?

术后辅助化疗对于横纹肌肉瘤等化疗敏感的软组织肉瘤在减少局部复发及远处转移方面的作用已经得到肯定。

早期的多项Meta分析显示,阿霉素单药或与异环磷酰胺联合(阿霉素±异环磷酰胺)方案辅助化疗对降低局部复发、减少远处转移及延长无肿瘤生存和总生存均有益。Tierney等在英国癌症杂志的Meta分析证实,辅助化疗能显著改善直径>5cm、高分级软组织肉瘤的无肿瘤生存和总生存。Alvaro等的Meta

温馨提示

美国NCCN软组织肉瘤临床实践指南指出:Ⅰ期患者不推荐辅助化疗,对Ⅱ~Ⅲ期横纹肌肉瘤患者建议术后放疗加或不加辅助化疗。术中发现肿瘤累及周围血管、神经者,肿瘤包膜不完整或突破间室以及多个原发病灶者,肿瘤切除不规范或有肿瘤残留者,肿瘤局部复发再次手术者,病理高级别者,术后化疗指征相对较强。

分析证实，以阿霉素为基础的辅助化疗能显著提高软组织肉瘤的无病生存期，10 年无病生存期的绝对受益率为 10%（10 年无病生存率由 45%提高至 55%）。

至于辅助化疗的周期数和持续时间目前没有明确规定，不同病理类型的软组织肉瘤之间辅助化疗周期数和治疗时间一般也有较大差异。通常情况下，对于恶性程度高、复发和远处转移风险高、一般状况好的横纹肌肉瘤患者，辅助化疗周期数相对较多；反之，对于恶性程度低、复发和远处转移风险低、一般状况不良的横纹肌肉瘤患者，辅助化疗周期数不宜过多，4~6 周期即可，一般不超过半年。

横纹肌肉瘤的化疗通常由静脉给药，在治疗前一般会放置“长期”的静脉留置针。大部分患者的治疗会持续 6~12 个月（个别会更长，有时由于严重的副作用，计划 10 个月完成的治疗会延长至 15 个月）。化疗通常会持续 2~5 天（有时 10 天）的“冲击”，3~4 周为 1 个“疗程”。

10 横纹肌肉瘤化疗时常用什么药？有哪些副作用？什么是骨髓抑制？

横纹肌肉瘤最常用的化疗药是蒽环类药物，如阿霉素、多比柔星、脂质体阿霉素、脂质体比柔比星等，常见的副作用包括脱发、恶心、呕吐、食欲缺乏、疲劳、口疮以及骨髓抑制等，骨髓抑制如白细胞降低、贫血、血小板降低等。这是由化疗药物对快速分裂生长的细胞的杀伤作用引起的。肌体内除了肿瘤细胞生长最快以外，毛囊细胞、“黏膜细胞”（位于口腔及肠道）及血细胞也是快速生长的细胞。不过这些细胞较肿瘤细胞有更多的储备，因此这些副作用通常也是暂时的。

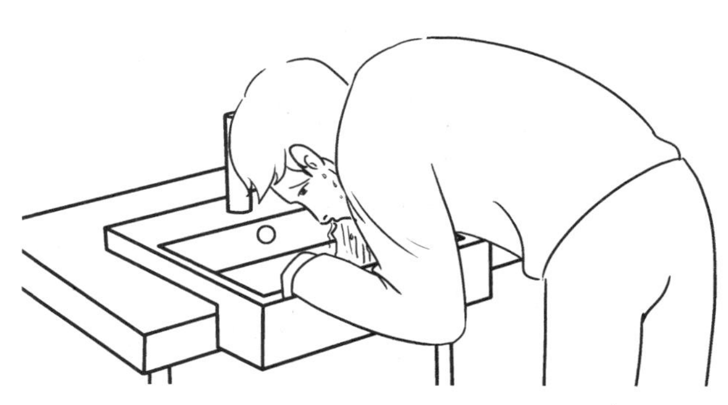

骨髓抑制引起的血细胞下降是化疗的最严重的副作用之一，通常也是影响化疗进行的最重要的因素。血细胞主要有 3 种：红细胞、白细

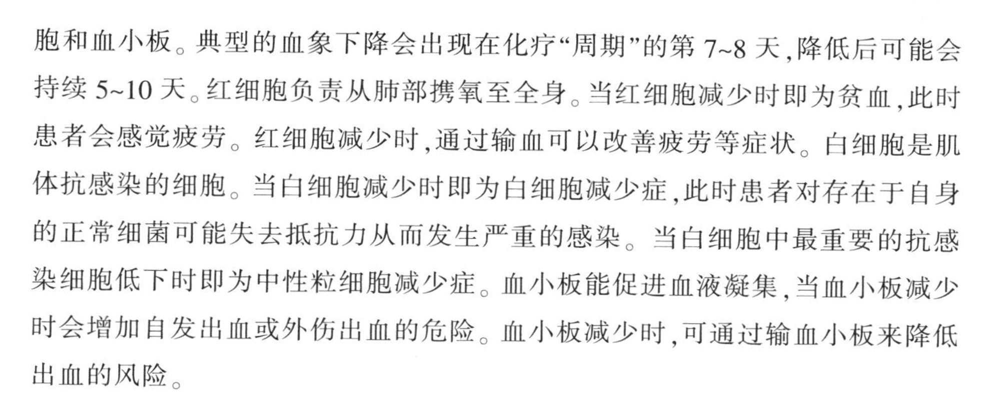

胞和血小板。典型的血象下降会出现在化疗“周期”的第 7~8 天,降低后可能会持续 5~10 天。红细胞负责从肺部携氧至全身。当红细胞减少时即为贫血,此时患者会感觉疲劳。红细胞减少时,通过输血可以改善疲劳等症状。白细胞是机体抗感染的细胞。当白细胞减少时即为白细胞减少症,此时患者对存在于自身的正常细菌可能失去抵抗力从而发生严重的感染。当白细胞中最重要的抗感染细胞低下时即为中性粒细胞减少症。血小板能促进血液凝集,当血小板减少时会增加自发出血或外伤出血的危险。血小板减少时,可通过输血小板来降低出血的风险。

温馨提示

多数横纹肌肉瘤儿童,即使为标准风险 A 组仅接受相对剂量较小的长春新碱和放线菌素二药联合化疗,在治疗过程中都可能需要输血或血小板支持。一般不通过输血来治疗白细胞降低,多通过给予升白细胞的药物,如粒细胞集落刺激因子等,以助于白细胞快速回复至安全水平。若出现严重的白细胞降低且有发热等情况出现,需要在升白细胞处理的同时给予预防性抗生素治疗,以预防严重的细菌、真菌感染,有时也通过输白细胞来暂时提高体内白细胞的数量来抵抗感染。

11 横纹肌肉瘤的放疗和化疗期间患者及家属应注意哪些问题?

患者在放疗期间应减少活动,保证身心休息。放疗前后患者应卧床休息 30 分钟,放疗期间注意黏膜保护,观察局部器官的功能状态,预防继发感染的发生。化疗前医生及家属应耐心向患者解释,取得有效的治疗配合,注意观察药液对血管壁的刺激,化疗期间应注意观察有无皮肤瘀斑、齿龈出血及感染等反应。

12 横纹肌肉瘤患者及家属如何应对化疗时出现的恶心和呕吐？

由于使用阿霉素等强烈致吐类药物进行化疗，横纹肌肉瘤患者往往在化疗的过程中会出现恶心、呕吐、味觉改变等。下面介绍一些简单易行的饮食原则和改善方法，可能有助于减轻反应。①少食多餐，避免空腹或腹胀。②不要用勉强吃、勉强喝的办法来压住恶心和呕吐。③避免太甜或太油腻的食物；可饮用清淡、冰冷的饮料，食用酸味、咸味较强的食物来减轻症状。④在起床前后及运动前吃较干的食物，如饼干或土司，可抑制恶心；运动后，勿立即进食。⑤避免同时摄食冷、热的食物，否则易刺激呕吐。⑥饮料最好在吃饭前 30~60 分钟饮用，并以吸管吸取为宜。⑦在接受放射或化学治疗前 2 小时内，应避免进食，以防止呕吐。⑧可从事轻微活动，如听音乐、看电视或与其他人交谈等方式分散对疾病的注意力；感到恶心时，让身体放松，并慢慢做深呼吸。⑨饭后可适度休息，但勿平躺，入睡时应选择侧卧姿势，以免呕吐时误吸入气管。⑩远离有油烟味或异味的地方。

13 哪些因素会影响横纹肌肉瘤的治疗效果和结局？

横纹肌肉瘤在不同的情况下生物学行为会有重大差别，这些情况包括肿瘤部位、肿瘤大小、病理特点、有无转移、初始手术后肿瘤残留的多少以及年龄，这些因素被称为“预后因素”。据 Mauter 报道，20 岁以下患者 5 年生存率Ⅰ期为 80%，Ⅱ期为 72%，Ⅲ期为 52%，Ⅳ期为 20%。这些描述的是治愈的“统计学上的可能性”，但对个体而言，无论预后因素有利或不利，均不能预测治愈的可能。不同类型的横纹肌肉瘤 5 年生存率不同，葡萄簇状横纹肌肉瘤约为95%，胚胎型为 66%，而腺泡型为 54%。

眼眶及泌尿生殖系肿瘤预后较好，而发生在头颈部、脑脊膜旁、膀胱后、会阴、四肢的病变预后较差。腺泡型预后最差，而胚胎型及多形型相似。横纹肌肉瘤恶性程度高，易早期出现淋巴及血道转移。远处转移可发生肺、肝、骨髓，腺泡型横纹肌肉瘤转移率最高，其次为胚胎型和多形型。据复旦大学肿瘤医院统计，淋巴及肺转移率相近，113 例中发生远处转移为 52 例，占 42%，淋巴转移

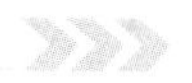

率为20%。因此横纹肌肉瘤应归为高度恶性肉瘤。葡萄簇状肉瘤则病程较长,局部浸润生长,远处较少发生转移,预后较好。

14 横纹肌肉瘤可以预防吗?

本病无有效预防措施,争取早发现、早诊断、早治疗。横纹肌肉瘤由于其高度恶性,行广泛切除手术后仍有较高的复发率,需要间室外彻底切除,以减少复发。对于位于间室内的病变,间室外彻底切除可以实现。有些病变在边缘或广泛切除后行放射治疗,可以明显减低复发率。多数横纹肌肉瘤术后需要行辅助化疗。

滑膜肉瘤

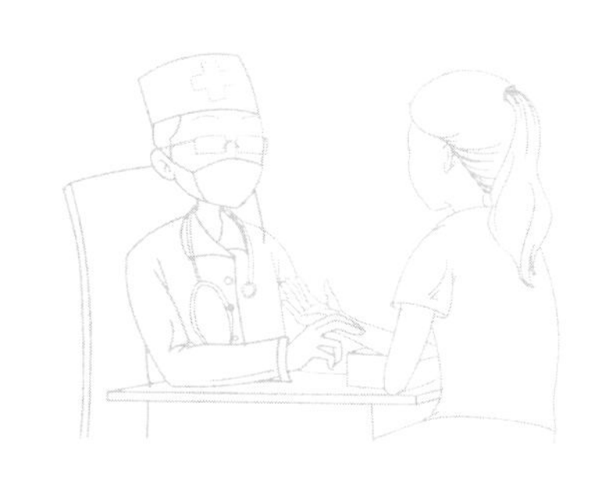

1 什么是滑膜肉瘤?

滑膜肉瘤是一种分化方向未明确的间叶组织恶性肿瘤，是一种恶性程度很高的软组织肉瘤。由于病变多发生于肢体的关节旁组织以及手和足的腱周组织内,既往人们误认为其来源于滑膜,故命名为滑膜肉瘤,但实际上它和滑膜没有关系,是来源不明、分化不确定的肉瘤。

2 滑膜肉瘤的发病特点有哪些?

滑膜肉瘤占软组织肉瘤的5%~10%,是第四常见的软组织肉瘤。滑膜肉瘤的发病年龄较其他大多数肉瘤早,90%发生于50岁以前,大多数为15~30岁。病程长短不一,2~4年,一般与肿瘤的恶性程度相关,病程越短恶性程度越高。

滑膜肉瘤80%发生于肢体的关节旁组织以及手和足的腱周组织。滑膜肉瘤最好发于小腿和膝关节周围,肿瘤可以侵犯肌腱的腱鞘和滑囊。位于上肢的病变较常见于掌侧。滑膜细胞肉瘤也好发于足部。

肿瘤的典型特征是深部的、界限清楚的、多结节性坚实肿物,很少靠近滑膜腔,偶尔会出现淋巴结转移。滑膜肉瘤多表现为一个无痛性肿块,这与其他大多数肉瘤不同。

3 滑膜肉瘤有什么症状?

滑膜肉瘤可发生于身体的任何部位,一般情况下为逐渐增大的无痛性肿块。最常见的临床表现是发生于下肢软组织,尤其是位于膝关节和踝关节周围的生长缓慢的肿块。肿瘤在生长过程中,周围组织有很活跃的反应区,如靠近骨骼常侵及骨质,可出现压迫性骨吸收或虫蚀状、蜂窝状的骨破坏。滑膜肉瘤还非常容易发生血道转移,常发生肺转移,就诊时拍胸部X线片为常规检查。

温馨提示

滑膜肉瘤作为一种高度恶性的肉瘤,具有局部侵袭和转移率高的特点,在诊断时,约10%的患者可能出现转移(特别是肺转移),25%~50%的病例会在以后发生转移。

尽管无痛性的肿块为滑膜肉瘤最常见的临床表现,但是根据不同的发病部位还会出现各种临床症状,例如头颈部的滑膜肉瘤经常会出现吞咽和呼吸困难或声音改变,累及神经时会出现疼痛。

4 滑膜肉瘤诊断时常用的检查方法有哪些?

滑膜肉瘤的诊断检查方法主要是结合患者的发病部位、临床表现与影像学检查(如X线片、B超、CT及MRI)。滑膜肉瘤非常容易发生血道转移,常发生肺转移,就诊时拍胸部X线片为常规检查;同位素扫描可显示骨质是否稀疏,

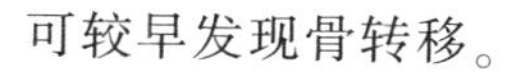

可较早发现骨转移。

滑膜肉瘤最主要的检查方法是病理学检查，常需要用免疫组织化学染色的方法对特征性标记物，如 EMA、AE1/AE3、bcl-2、CD99 及 calponin 等，进行检测以帮助诊断；用荧光原位杂交或者 RT-PCR 方法检测到 SYT-SSX 融合基因有助于滑膜肉瘤的诊断。

5 滑膜肉瘤易与什么疾病混淆？

滑膜肉瘤容易与纤维肉瘤相混淆。大体上滑膜肉瘤的胶样组织在镜下多为高度恶性的滑膜细胞，核分裂象较多，黏液不少，有的成纤维细胞也很突出。此种情况下，只有在电镜下或经特殊组织化学染色才能将滑膜肉瘤与纤维肉瘤或未分化肉瘤区分开。同时滑膜肉瘤也常需与腺癌、腺泡样软组织肉瘤、平滑肌肉瘤及恶性神经鞘瘤等相区别。

6 滑膜肉瘤的治疗方法有哪些？

治疗滑膜肉瘤的主要目的是根治肿瘤、控制局部复发和降低远处转移率，尽可能保存肢体功能，综合治疗是达到目的的重要措施。

综合治疗以手术切除肿瘤为主，辅以放、化疗。在手术中，争取广泛切除，包括清除已发生转移的区域性淋巴结。应强调首次治疗的重要性，切记轻视或忽略首次治疗，以免造成不必要的复发和转移。对于局部切除不彻底者，可辅以放疗。目前化疗效果尚不肯定，但考虑滑膜肉瘤为高级别的软组织肉瘤，且其对化疗敏感，推荐术后给予辅助化疗。术后化疗为局部淋巴结和(或)远处部位转移灶的最终治疗方法。对于肿瘤较大，保肢困难的病变，可考虑术前放疗及新辅助化疗。

温馨提示

滑膜肉瘤是恶性程度很高的肿瘤，晚期有远处转移，病情轻重不一，预后相对较差。本病 5 年生存率为 20%~50%。

7 滑膜肉瘤可以预防吗？

由于病因未明，尚无有效预防措施。鉴于滑膜肉瘤是一种高度恶性的软组织肉瘤，早发现、早诊断、早治疗是提高本病成活率的关键。

8 滑膜肉瘤的治疗结局是好是坏？

滑膜肉瘤患者的预后与手术切除的可能性、肿瘤大小、局部侵袭力、肿瘤细胞分化等有关。在诊断时肿瘤较小、肿瘤能够完全切除的患者预后较好。肿瘤大于5cm，远处转移的危险会增加。滑膜肉瘤的复发率高达50%，一般发生在2年以内，有时也可在诊断30年后才复发。局部广泛切除并辅以术后放疗可控制局部复发。约40%的病例发生转移，一般转移到肺、骨和局部淋巴结。术后化疗作为局部淋巴结和（或）远处部位转移灶的最终治疗方法。滑膜肉瘤的5年生存率为20%~50%。

温馨提示

儿童患者、肿瘤直径<5cm、无坏死、肿瘤局部放疗者预后好，存在横纹肌样细胞或坏死>50%者预后差。

9 为什么治疗结束后需要随访和定期复查？其意义大吗？

滑膜肉瘤是一类需要长期追随观察治疗的疾病，往往经一次住院治疗并不能治愈，需要几年甚至更长时间的治疗、康复，才能治愈。许多肿瘤经过有效治疗后，病情得到了缓解（完全或部分缓解）和控制（稳定），但是并不等于痊愈。有人认为过了5年就算没事了，这是不对的。只能说随着治疗后生存年数的增加，肿瘤的复发或转移的机会越来越小，但不能说完全没事了。所以为了减少滑膜肉瘤的复发，其治疗时间比较长。经过治疗后生存时间超过5年又无任何复发迹象者，便可认为治愈，但并不等于万事大吉，从此可以高枕无忧了。有些患者在5年之后，甚至十几年、几十年之后复发或远处转移。

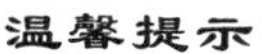

温馨提示

在肿瘤治疗后应该长期与医生保持联系,定期复查。当患者和家属接到随访信函和通知时,应尽量按随访的要求去做,这样可及时早期发现是否有复发或转移,是否有其他并发症和后遗症。即使病已痊愈或完全稳定,也要给予回复,以便医生掌握情况,总结经验。如果患者已故,其家属也应回信告知医生。故随访和定期复查对治疗后的肿瘤患者具有十分重要的意义,绝不可等闲视之。要做到这一点,重在坚持,贵在配合。尽管复发及转移的肿瘤比原发肿瘤治疗较为困难,但只要做到早发现、早诊断、早治疗,复发或者转移的肿瘤也是可以治愈的。

脂肪肉瘤

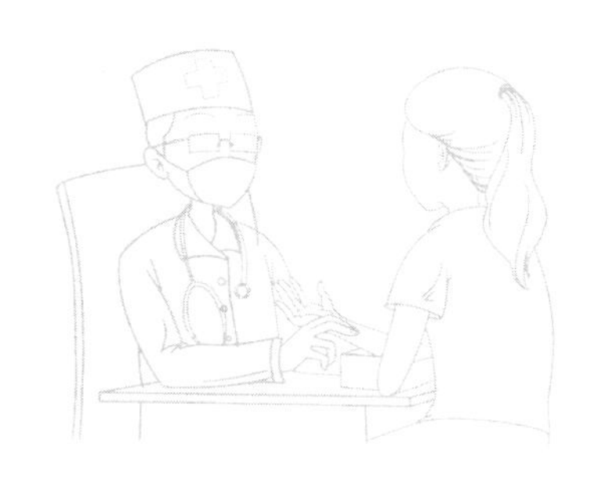

1 脂肪细胞性肿瘤都有哪些?

良性脂肪细胞性肿瘤主要有脂肪瘤、脂肪瘤病、神经脂肪瘤病、脂肪母细胞瘤(脂肪母细胞瘤病)、血管脂肪瘤、平滑肌脂肪瘤、软骨样脂肪瘤、肾外血管平滑肌脂肪瘤、肾上腺外髓性脂肪瘤、梭形细胞(多形性)脂肪瘤、冬眠瘤。

中间性(局部侵袭性)脂肪细胞性肿瘤主要为非典型性脂肪瘤样肿瘤(不

典型脂肪瘤)及高分化脂肪肉瘤。

恶性脂肪细胞性肿瘤主要包括去分化脂肪肉瘤、黏液样(圆细胞性)脂肪肉瘤、多形性脂肪肉瘤及非特指性脂肪肉瘤。

2 什么是脂肪肉瘤？它的发病特征有哪些？

脂肪肉瘤是起源于脂肪细胞和向脂肪样细胞分化的一种恶性肿瘤，是成人第二常见的软组织肉瘤。其恶性程度与具体的组织学分类紧密相关,而且彼此之间恶性程度可能相差很大。

本病男性多见,常发生于中老年人(30~80 岁,平均 50 岁)。与其他软组织肉瘤不同,脂肪肉瘤可能是多发的,因此必须对脂肪肉瘤患者的其他肿块及腹腔、腹膜后等部位进行仔细检查。下肢和腹膜后是脂肪肉瘤最好发的部位。起源于腹膜后的脂肪肉瘤可能体积很大,直径为 10~15cm,重达 5kg 的标本并不少见。脂肪肉瘤多表现为边界清楚的分叶状肿块,常较大,直径 2~20cm 不等(平均 10cm),质软,有的有囊样感。脂肪肉瘤一般无疼痛,大多仅局部浸润性生长,切除后易复发。低分化者易转移,多转移至肺和肝。

3 脂肪肉瘤有什么临床表现?

脂肪肉瘤通常是大的、无痛性包块,可以偶然发现(尤其是腹膜后)。大多数脂肪肉瘤患者会以肿块为主诉。发生在特定部位的脂肪肉瘤可以变得非常大。肿瘤可以质软呈鲜肉样或质韧,这在很大程度上取决于有多少成熟的脂肪,或病灶的分化程度。

温馨提示

与其他软组织肉瘤不同，脂肪肉瘤可能是多发的，因此必须对脂肪肉瘤患者的其他肿块及腹腔、腹膜后等部位进行仔细检查。

对大的良性脂肪瘤和脂肪肉瘤的初步鉴别诊断很重要。当肿瘤>5cm、位置深在、质硬且固定时往往考虑恶性病变。与其他任何肿块的全身评价一样，在对患肢检查之后,必须进行全面的查体,

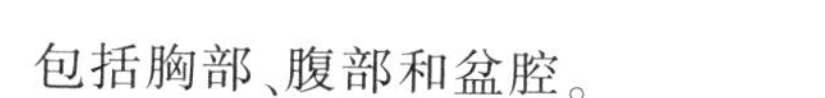
包括胸部、腹部和盆腔。

4 脂肪肉瘤有哪些类型？各有什么特点？

根据组织瘤细胞类型，脂肪肉瘤可分为4型：去分化脂肪肉瘤、黏液样（圆形细胞）型、多形型脂肪肉瘤及非特征性脂肪肉瘤。

高分化脂肪肉瘤（不典型脂肪瘤样肿瘤）被认为是中间性肿瘤。不再提混合性脂肪肉瘤的诊断，以前诊断为混合性脂肪肉瘤的病变通过分子及遗传学检测都可以归为某一特定的脂肪肉瘤。删去圆细胞脂肪肉瘤，归为黏液性脂肪肉瘤。

常见的黏液样脂肪肉瘤的特点：约占脂肪肉瘤的半数以上，多数患者发病年龄早。瘤组织内含有形态一致的黏液样基质及分支状毛细血管网，形成特征性腔隙，均匀，壁薄如蛋壳状，内含大量小而圆的细胞及数目不定的成脂细胞。细胞学方面，本型存在t(12;16)(q13;P11,FUS-CHOP)基因异位，引起转录因子CHOP基因的变化。黏液性脂肪肉瘤为低分化肿瘤，高度恶性，易复发，可向圆形细胞型转化。

5 怎样从症状上区分是脂肪瘤还是脂肪肉瘤？

脂肪瘤为良性肿瘤，常见的部位为背、肩、颈及四肢的皮下组织，似正常的脂肪组织，肿瘤可由数厘米至数十厘米不等，可单发，亦可多发，瘤组织结构与正常脂肪组织相同。脂肪瘤生长缓慢，多发性脂肪瘤一般瘤体较小，质地较软，可有假囊性感。良性脂肪瘤无触痛，无任何全身改变。

脂肪肉瘤是一种恶性程度较高的肿瘤，多发生在大腿及腹膜后的深部软组织，其生长迅速，瘤体较大，质地较硬，多为单发，有触痛。

6 脂肪肉瘤的治疗方法有哪些？

脂肪肉瘤的治疗主要包括手术治疗、放射治疗、化学治疗等，而生物免疫治疗、分子靶向治疗、中医药治疗等治疗方法的效果尚不明确。医生会根据患者的具体情况，为患者提供个体化治疗建议。对小的脂肪性病变应切除送活检。对大的肿瘤在切除送活检的时候尽可能一期完成手术。对活检证实是脂肪肉瘤的病变应行广泛切除。对于高级别、肿瘤较大等有高复发转移风险的病变，建议术后给予放疗。对于黏液性脂肪肉瘤等类型的病变，必要时需行术后辅助化疗。术后辅助化疗首选阿霉素类药物，曲贝替定是最有希望的化疗药物。

温馨提示

与肢体及躯干脂肪肉瘤不同，腹腔及腹膜后脂肪肉瘤的治疗主要为手术治疗。由于部位的特殊性，如腹腔脏器的遮挡，放疗实施起来有一定的难度。有时病变多次复发，能手术切除的话可多次手术治疗。有些情况下病变没有症状，可以观察，必要时再手术切除。腹腔及腹膜后脂肪肉瘤在手术时连带受累的腹腔器官一并切除并不少见。

7 脂肪肉瘤能根治吗？

脂肪肉瘤手术后易复发。高分化型及去分化型脂肪肉瘤预后较好，5 年生存率可达 80%左右；多形及黏液性脂肪肉瘤预后差，5 年生存率为 20%~50%。脂肪肉瘤的转移以血行转移为主，多转移到肺。

血管肉瘤

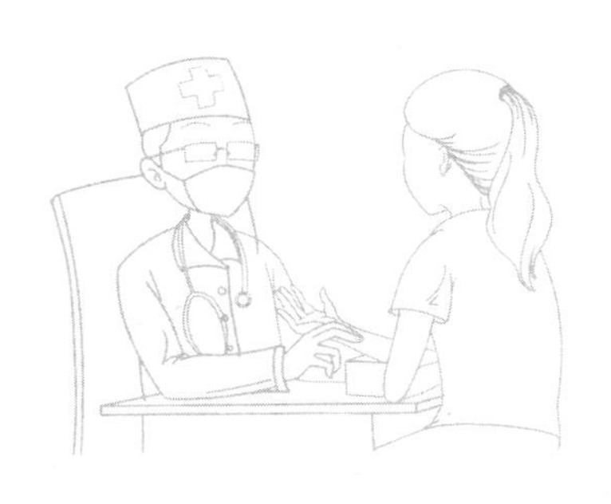

1 什么是血管肉瘤？它的发病有什么特点？

血管肉瘤又称软组织血管肉瘤，是一种由成纤维结缔组织和血管组织同

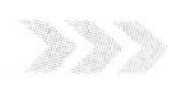

时异常增生形成的恶性肿瘤。肿瘤细胞起源于血管内皮细胞，在一定程度上具有正常内皮细胞的形态和功能特点。软组织血管肉瘤较罕见，在肉瘤中所占比例小于1%，男女发病率相当，各年龄组均可发病，高峰年龄为60~70岁，儿童发病者十分罕见。软组织血管肉瘤好发于下肢及腹腔，其次为上肢和头颈部。

2 血管肉瘤的临床表现有哪些？

血管肉瘤表现为逐渐增大的疼痛性肿物，易导致患肢慢性水肿，1/3患者同时伴凝血异常、贫血、持续性血肿等其他症状。年龄小的患者可因动静脉分流甚至大量出血引起心排量过高导致心衰。

接近体表的肿瘤，表现为带弹性的红蓝色肿块，四周有卫星结节，甚至整个肢体布满血管性结节，肿瘤可能有震颤和音调不等的杂音，有时明显搏动。

温馨提示

血管肉瘤一般生长较快，侵犯周围肌肉、脂肪、静脉并经血流转移到肺、骨骼等。约1/3的患者同时伴有其他病变，如神经纤维瘤病相关的良性和恶性神经鞘肿瘤、Klippel－Trenaunay和Maffucci综合征等。

3 血管肉瘤诊断时常用的检查方法有哪些？影像学检查的特点是什么？

血管肉瘤的诊断主要依靠临床表现、影像学和病理学检查。影像学表现缺乏特异性。CT上表现为不均匀密度肿块，增强扫描强化明显，肿块边缘锐利清晰。淋巴水肿可引起纤维组织增厚、脂肪组织密度增高和肌肉组织液体积聚。MRI是主要的诊断手段，还可以用于病变分期。增强MRI可显示肿瘤坏死，同时可区别术后纤维化或复发。

4 血管肉瘤的病理学表现有哪些？

肉眼观：一般为单个，病变为多结节性出血性、界限不清肿物，直径数毫米

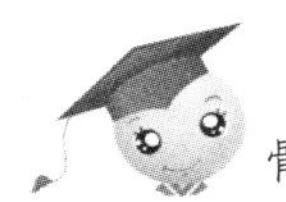

至十几厘米不等,常与周围脂肪、筋膜等明显粘连,切面呈海绵状、蜂窝状或见微囊形成。

显微镜下:肿瘤组织由大量不规则的肿瘤性血管组成,血管管腔大小不一,相互吻合形成血管网络。一般软组织血管肉瘤既有上皮样区又有梭形细胞区,以前者为主。上皮样区由大圆形细胞构成,细胞核分级相对高,细胞排列成片、小巢、条索或原始血管结构。与正常血管不同的是,这些肿瘤性血管形状不规则,通过血窦互相连通,并破坏浸润周围组织。有些区域血管的肿瘤性内皮细胞增多,形成出芽、突起或乳头。

5 血管肉瘤的治疗方法有哪些?

血管肉瘤的恶性程度高,早期易发生血行转移及淋巴转移,目前的治疗效果及预后差。一般根据不同的发病部位采用以手术为主、配合放、化疗的综合治疗方案,放、化疗中度敏感。对于年轻的患者,术前和术后可给予化疗,以控制血行转移。

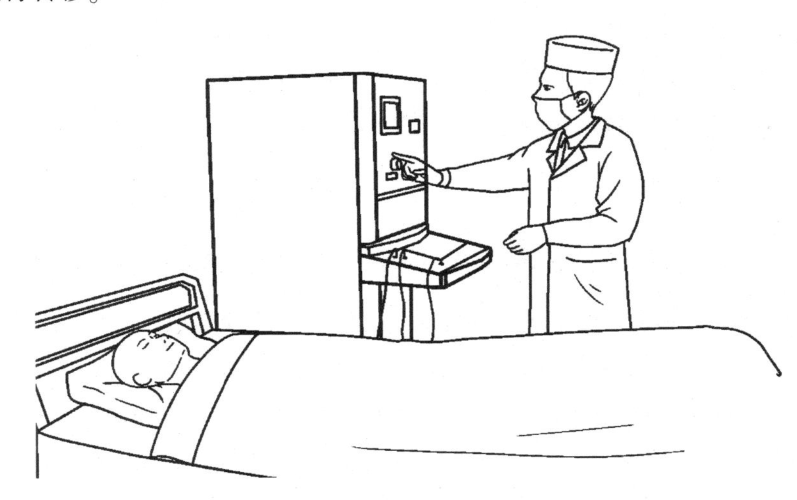

6 血管肉瘤能治愈吗?

肿瘤不同于常见的感冒、发热及感染性疾病,不能按症状、体征消失判断为“痊愈”。血管肉瘤有复发的可能,有些血管肉瘤患者经综合治疗,肿瘤消失,症状缓解，身体也像健康人一样，但一年、两年或三年后又复发了，这种情况并非罕见。

血管肉瘤具有高度侵袭性，5年生存率约为10%，近一半病例可能在诊断1年内死于转移，多转移到肺，其次是淋巴结、骨和软骨。

7 血管肉瘤常用的化疗药物有哪些？有什么副作用？

紫杉醇(PTX)为血管肉瘤最常用的化疗药物。有报道显示紫杉醇治疗血管肉瘤完全缓解率(RR)高达89%。目前认为，阿霉素、紫杉醇单药或二药联合均可作为血管肉瘤的一线用药，单药紫杉醇也可作为阿霉素治疗失败后的二线用药。2012年美国NCCN指南已将紫杉醇推荐用于血管肉瘤，对其他软组织肉瘤则并不推荐使用。

紫杉醇的主要不良反应如下。

(1)过敏反应。为最严重的反应，发生率为39%，其中严重过敏反应发生率为2%。多数为1型变态反应，表现为支气管痉挛性呼吸困难、荨麻疹和低血压。几乎所有的反应均发生在用药后最初的10分钟。

(2)骨髓抑制。为主要剂量限制性毒性，表现为中性粒细胞减少，血小板降低少见，一般发生在用药后8~10天。严重中性粒细胞减少的发生率为47%，严重的血小板降低发生率为5%。贫血较常见。

(3)神经毒性。周围神经病变发生率为62%，最常见的表现为轻度麻木和感觉异常，严重的神经毒性发生率为6%。

(4)心血管毒性。可有低血压和无症状的短时间心动过缓。

(5)肌肉关节疼痛。发生率为55%，发生于四肢关节，发生率和严重程度呈剂量依赖性。

(6)胃肠道反应。恶心、呕吐，腹泻和黏膜炎发生率分别为59%、43%和39%，一般为轻和中度。

(7)其他。如肝脏毒性、脱发(80%)和输注药物的静脉和药物外渗局部的炎症。

未分化多形性肉瘤

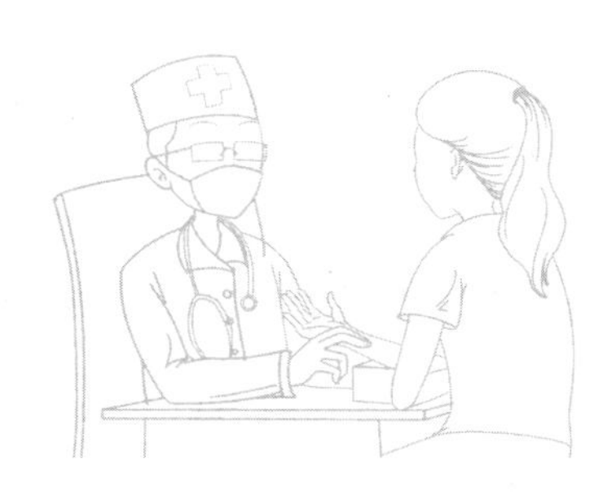

1 什么是未分化多形性肉瘤？

未分化多形性肉瘤(UPS)既往又称恶性纤维组织细胞瘤(MFH),是一种来源和分化均不确定的肉瘤类型,属于未分化(未分类)肉瘤中的一种,也是成人最常见的软组织肉瘤,最好发于下肢,并且大多起源于深部组织。

未分化多形性肉瘤通常表现为多结节性肿块, 边界清楚或者呈界限不清的浸润状态。诊断时肿瘤的体积常与临床发现肿瘤的难易程度相关,诸如皮肤和皮下肿块等浅表型肿瘤可能很小,而起源于腹膜后的肿瘤则常达到 15cm 或者更大。

未分化多形性肉瘤的颜色和质地相差很大, 这在部分程度上也反映了肿瘤的细胞成分。红棕色的出血区和坏死区并不少见。大约 5%的病变可能会发生广泛的出血囊性变,导致在临床和影像上常诊断为血肿;如果穿刺活检时仅仅只在肿瘤的出血中心取样,那就会得出良性的结果。所以如果成人的深部血肿几周后仍不消退, 即使有该部位的外伤史, 也应当认定有潜在的软组织肉瘤,直到最后证实是非肿瘤性的其他诊断。

未分化多形性肉瘤在病理学上表现为:瘤细胞无明显的细胞分化方向,主要由排列紊乱的多形性成纤维细胞样梭形细胞构成, 可见散在的瘤巨细胞、多核巨细胞和组织细胞样细胞,并伴有数量不等的黄色瘤细胞及炎症细胞。组织学上可分为席纹状多形性型、黏液型、巨细胞型和黄色瘤型四种亚型。

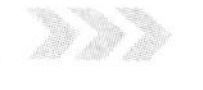

2 未分化多形性肉瘤有哪些发病特点?

未分化多形性肉瘤好发于50~70岁的中老年人,儿童和婴幼儿少见,男性多见,约占2/3。病变多位于下肢,特别是大腿,其次见于上肢和腹膜后。炎性型、黄色瘤型多见于腹膜后,患者可伴恶心、不适、体重减轻及腹胀等,或因瘤体较大而产生压迫症状。

3 未分化多形性肉瘤病理活检的相关注意事项有哪些?

与其他软组织肉瘤一样,未分化多形性肉瘤的病理学活检十分关键,活检将直接影响病理诊断的准确性、手术方式及预后。所以活检前,患者(或家属)应与外科医生、病理科医生沟通,根据患者具体情况及所选择的手术方式,进行恰当的活检取材,以免贻误诊断,并且选择的入路不得影响下次手术或者将影响降到最小。活检前皮肤准备遵照医护人员要求进行。

4 未分化多形性肉瘤不同病理学分型怎样区分?各有什么临床特点?

主要依靠不同的组织病理学特点进行区分,比如肿瘤细胞的形态、细胞核的特点等。

多形性恶行纤维组织细胞瘤(高级别未分化多形性肉瘤)多表现为大的深在的肿块,病变发展快,常迅速增大。只有生长非常迅速的肿瘤常伴有疼痛。约5%的患者在就诊时就已经发生转移,大多转移到肺部。

巨细胞型恶性纤维组织细胞瘤(巨细胞未分化多形性肉瘤)大多表现为逐渐增大的无痛性深在性肿物,无特殊表现。

炎症性恶性纤维组织细胞瘤(伴有明显炎症反应的未分化多形性肉瘤)除了肿瘤引起的症状和影像学检查发现腹膜后大肿物外,炎症性恶性纤维组织细胞瘤可伴发热、体重减轻、白细胞升高、嗜酸细胞增多和白血病样反应。

5 未分化多形性肉瘤的治疗方法有哪些?

与其他软组织肉瘤一样,当未分化多形性肉瘤的诊断确定后,就需要针

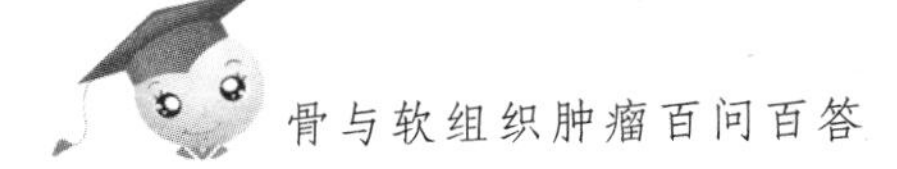

对每一位患者制订具体的治疗计划。这个过程需要多学科参与,并需要患者本人参与。治疗未分化多形性肉瘤主要有3种治疗方式:手术、放疗和化疗。手术为主要方式,尽可能施行广泛性、根治性切除术。对于发生于肢体的肿瘤,如果体积巨大、侵犯范围较广泛,并侵犯神经干、血管、骨和关节时,应考虑截肢手术。

温馨提示

有强烈保肢愿望时可行术前化疗即新辅助化疗,也可以用术前放疗来使肿物缩小以达到广泛切除的要求。术后的化疗和放疗可作为手术的辅助性治疗。

6 未分化多形性肉瘤对化疗敏感吗?常用的化疗药物有哪些?在化疗的过程中应注意什么?

一般认为未分化多形性肉瘤对放化疗中度敏感或不敏感。对于局部病变无法手术或者有转移的患者,可行化疗。发生在软组织的未分化多形性肉瘤与一般的软组织肉瘤化疗方案一样,主要是以阿霉素为主的方案,可加用异环磷酰胺(IFO)。发生在骨的病变与骨肉瘤的化疗方案一致,常用的化疗药物主要有甲氨蝶呤和甲酰四氢叶酸(HD-MTX-CF)、阿霉素(ADR)、长春新碱(VCR)、异环磷酰胺及顺铂等。

在化疗期间,患者宜补充高蛋白食物(如奶类、鱼、动物肝脏等),如出现食欲缺乏,可增加健脾开胃食品(如山楂、陈皮等),禁忌辛辣刺激性食物。同时应注意化疗药物的不良反应,这些化疗药物的不良反应主要包括抑制骨髓造血功能,表现为血小板及白细胞减少;可能出现心脏毒性,严重时为心力衰竭;可有恶心、呕吐、口腔炎、脱发、高热、静脉炎及皮肤色素沉着等。少数患者有发热、出血性红斑及肝功能损害。神经毒性常发生于40岁以上者,儿童的耐受性好于成人。可见脱发,偶见血压的改变。

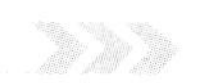

7 未分化多形性肉瘤的术前及术后放射治疗有哪些优缺点？

治疗方式	优点	缺点
术前放疗	缩小肿瘤:肿瘤体积变小,易于切除	增加术后并发症,延后手术治疗时间
术中放疗	增大手术边缘放射治疗的剂量,减小对正常组织的损伤	需要特殊手术间,易患切口并发症
术后放疗	几乎无切口相关并发症，可以即刻手术治疗	大剂量放疗损伤,需要手术修复

8 未分化多形性肉瘤预后如何?术后需要注意什么？

未分化多形性肉瘤的预后因素包括肿瘤分级、生长深度、大小、是否发生转移、患者年龄及组织分型。预后好的因素包括年龄小于60岁、肿瘤体积小于5cm、浅表生长、低度恶性、无转移和黏液型恶纤组。高龄、肿瘤体积大于5cm、深处生长、高度恶性肿瘤患者预后较差。

当肿瘤已切除和辅助治疗完成后,仍需要继续监测,以及时发现任何局部复发或远处转移。通常包括查体,患肢的X线检查和一系列的胸部、腹部(一般CT)和骨盆的影像学检查。这种随诊应在患者的余生中持续,一旦发现疾病复发或转移,应给予相应的治疗。

温馨提示

肿瘤有时可发生在放射治疗之后,称为放疗后肉瘤。根据定义,这是在放疗之前“正常”的组织接受放射之后出现的。它们往往在治疗后最少2~3年后发生,有时可能会长达30年以后出现。最常见类型是未分化多形性肉瘤(70%),通常是高度恶性。据报道,这类肿瘤的生存率为5%~26%,所以应该坚持复查,感觉不适就应及时复查。

恶性周围神经鞘瘤

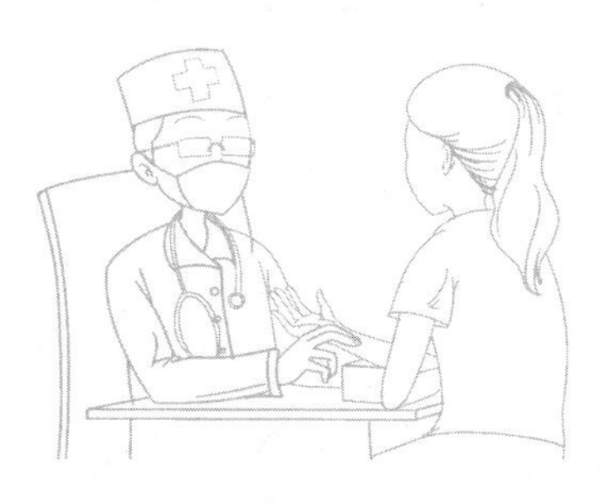

1 发生在外周神经鞘膜的肿瘤有哪些？

发生在神经鞘膜的良性肿瘤包括神经鞘瘤(及其变型)、色素性神经鞘瘤、神经纤维瘤(及其变型)、丛状神经纤维瘤、神经束膜瘤；发生在神经鞘膜的恶性肿瘤主要为恶性外周神经鞘瘤、恶性蝾螈瘤、恶性颗粒细胞瘤和间叶瘤。

2 什么是恶性周围神经鞘瘤？有什么发病特点和临床表现？

恶性周围神经鞘瘤 (MPNST) 是指来源于外周神经或者继发于神经纤维瘤，或者显示神经鞘膜分化的梭形细胞肉瘤，除外起源于神经外膜或外周神经血管系统的肿瘤，曾经被称为神经源性肉瘤、神经纤维肉瘤。

恶性周围神经鞘瘤的临床表现缺乏特异性，主要表现为四肢及躯干逐渐增大的肿块，伴或不伴肿物引起的压迫症状及远处肢体麻木感和放射性疼痛，以及神经功能的缺失。肿瘤生长于颅内或椎管内，可出现相应的神经症状和体征。

3 恶性周围神经鞘瘤的组织学检查方法有哪些？

主要有闭合活检和开放活检。

闭合活检

- 粗针针吸活检，用于肿物较表浅，直径在 3cm 以上，非神经或血管源性，可疑恶性者；
- 细针针吸活检，用于肿物较深在，界限较清晰，非神经或血管源性，可在 B 超或 CT 监视下行针吸检查。

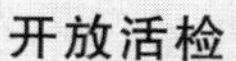

- 切开活检，用于可疑肉瘤，较深在，与重要的结构关系密切，无法针吸活检或者针吸活检失败者；
- 切除活检，对于瘤体较小、较表浅、良性可能性较大的肿物，可一次性切除肿物，可疑恶性的肿物可行术中快速冰冻和术后石蜡法明确病理。

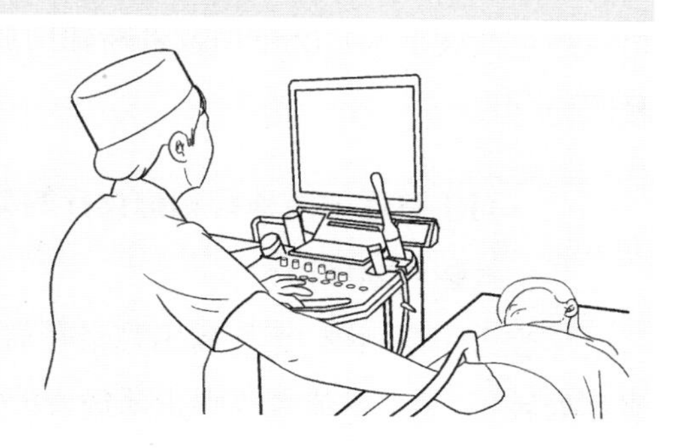

4 恶性周围神经鞘瘤治疗方法有哪些？

对于恶行周围神经鞘瘤，手术切除是首选的治疗方法，是改善预后的最重要的因素。同时结合放、化疗的综合治疗能显著提高患者的生存率，恶性周围神经鞘瘤是化疗中度敏感性病变。总的来说，适合化疗的患者应年龄小于65岁，具有良好的心脏功能和有限的并发症。肿瘤较大，位置深在，高度恶性，以及肿瘤出现转移或具有转移可能应作为化疗的指征。

5 恶性周围神经鞘瘤的复发率高吗？发生在什么部位的恶性周围神经鞘瘤易复发？

恶性周围神经鞘瘤较容易复发，位于下肢和臀部者局部复发率为0~40%，位于脊柱旁者局部复发率为68%，总的复发率为42%~54%，远程转移率为28%~43%，常转移的部位为肺，其次为骨、肝和脑。

恶性周围神经鞘瘤的5年及10年生存率分别为34%~52%和23%~34%，一直为难治性肿瘤。在以往的报道中，恶性周围神经鞘瘤局部复发率为40%~65%，而远处转移率相似，为40%~68%。完整的外科切除，肿瘤<5cm，以及含有低度恶性的成分均与长期生存相关。

6 怎样尽量减少恶性周围神经鞘瘤的术后复发？

和其他软组织肉瘤一样，恶性周围神经鞘瘤有较高的复发率。目前可采用

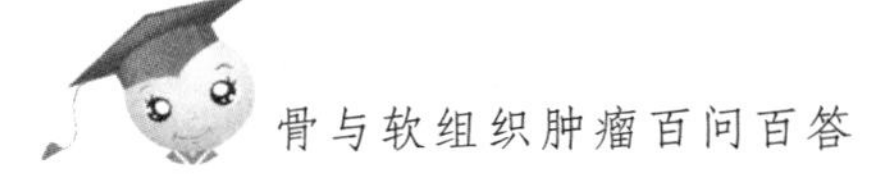

的减少其复发的主要方法有:①手术过程中做到完全性切除,必要时进行扩大切除甚至截肢手术;②辅助或者新辅助放疗可控制减少恶性周围神经鞘瘤的复发。

7 对于恶性周围神经鞘瘤化疗的效果明显吗?常用的化疗药物有哪些?有哪些副作用?

尽管为中度敏感,恶性周围神经鞘瘤的化疗目前广泛应用于局部晚期、肿瘤远处转移、无手术或者放疗指征病变的治疗。

多柔比星和异环磷酰胺是应用最广泛的两种化疗药物。多柔比星是一线治疗单药,有效率为20%~30%。其主要的剂量限制性毒性为心脏毒性,可出现室上性心动过速、心律不齐、室性期外收缩及ST-T波改变,并可引起心力衰竭,多出现于停药后1~6个月(平均2.5个月),常见于总累积量超过450mg/m^2的患者。其他的毒副作用还包括骨髓抑制,白细胞、血小板减少,最低值于用药后7~14天,16~20天可恢复;胃肠反应,表现为食欲减退、恶心或呕吐、口腔溃疡等;脱发常见;可有肝功能损害、发热、静脉炎;药物漏出血管外可引起组织坏死。因此肝、肾功能不良者禁用,一侧肾切除、脑转移者应慎用。

骨肉瘤

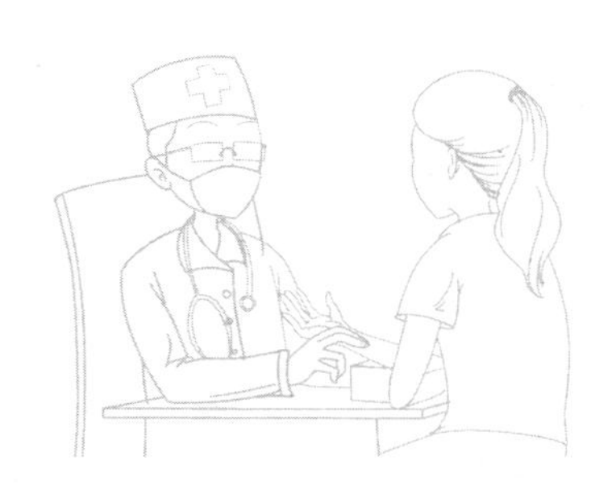

1 什么是骨肉瘤?

骨肉瘤是指原发于骨的高度恶性肿瘤,其特征为增殖的肿瘤细胞直接形成瘤骨或骨样组织。骨肉瘤可发生在骨的任何位置,以髓内多见,也可发生于骨皮质及骨膜。骨肉瘤最常发生在股骨远端及胫骨近端,大多数发病年龄在25

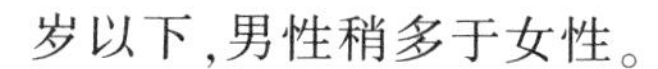

岁以下,男性稍多于女性。

温馨提示

骨肉瘤组织学级别为从低分化到高分化,治疗方式不同,预后也不同。低度恶性骨肉瘤仅仅需要手术治疗,高度恶性骨肉瘤需要化疗、手术等综合治疗。因此,骨肉瘤的治疗需要一个专业的肉瘤治疗团队,并能提供专业和细心的护理。

2 骨肉瘤的发病特点有哪些?发病率如何?

骨肉瘤好发于10~30岁人群,常见于青少年。好发部位主要在长骨干骺端,如股骨远端、胫骨近端、肱骨近端等处。骨肉瘤主要通过血行转移,易发生肺转移、骨转移。

骨肉瘤是最常见的原发性骨源性恶性实体肿瘤,约占原发性骨源性肉瘤的20%。在美国骨肉瘤的发病率约为3/100万,每年确诊400~1000个新病例。骨肉瘤主要是年轻人易患的疾病,超过75%的患者发病年龄小于25岁。发生于成年人的骨肉瘤多是继发于其他疾病(如Paget病、骨梗死、慢性骨髓炎)或有辐射暴露病史。

温馨提示

骨肉瘤常见于男性,可能与男性的骨骼发育时间长于女性有关;骨旁骨肉瘤是例外,女性略多见,发病年龄稍晚。骨肉瘤的发病没有任何民族或种族的"偏好"。

3 与骨肉瘤患病相关的危险因素有哪些?

(1)骨肉瘤发病高峰年龄为15~25岁,男女比例为1.5:1。

(2)环境污染、生活习惯和饮食等没有明显的相关性。

(3)创伤不能引起骨肉瘤,但有的患者是因为创伤而发现了骨肉瘤。

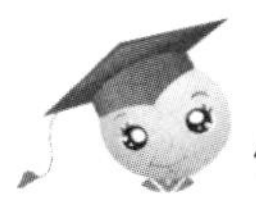

(4)身材高大的人群比身材矮小的人群骨肉瘤的发病率高,可能与青春期增长速度过快有关。

(5)中年后发生骨肉瘤与畸形性骨炎(Paget 病)有关,放射性损伤可能继发骨肉瘤,纤维结构不良可能恶变为骨肉瘤。

(6)Li-Fraumeni 综合征(遗传性 p53 基因突变)和遗传性视网膜母细胞瘤(RB 基因突变)易继发骨肉瘤。

4 什么原因导致患上骨肉瘤?

尽管已经有一些因素与骨肉瘤的发病相关,但对大多数的骨肉瘤病例来说,其确切病因尚不知晓。大家已经知晓的致瘤原因包括化学制剂、病毒、辐射和其他多因素等。

化学制剂包括铍化合物和甲基胆蒽等,能导致细胞遗传学的改变。

尽管发现许多病毒能诱导肉瘤的发生,但骨肉瘤病毒是唯一从自然发生肉瘤组织中提取出的病毒,其编码的蛋白能诱导小鼠的骨肉瘤形成。骨肉瘤病毒的致癌基因被证明与机体内的原癌基因 c-Fos 有关,而 c-Fos 基因又与骨肉瘤患者的化疗耐药有关。

辐射被认为在许多肿瘤的形成中扮演着重要角色, 并且很有可能与继发性骨肉瘤的形成有关,这些骨肉瘤一般具有相似的组织学形态,多发生于某些癌症放射治疗的若干年后。

骨肉瘤也可由多种其他致瘤因素如基因改变诱导而成。骨 Paget 病和骨肉瘤的关系现在已非常清楚,大约 1%的骨 Paget 病可能进展为骨肉瘤。在此类肿瘤中发现了 18 号染色体的杂合性缺失,但其确切的机制仍然不清楚。

5 骨肉瘤的亚型有哪些? 各具有什么特点?

骨肉瘤主要有 8 种不同的亚型:毛细血管扩张型、普通型、小圆细胞型、骨膜型、髓内高分化型、皮质旁骨肉瘤、继发性骨肉瘤、高级别表面型(表面高度恶性)骨肉瘤。多发性骨肉瘤有独特的特点,不在此范围内。多发型者少见,多个肿瘤病灶同时出现,而成年患者先为单发病灶,而后逐渐多发。均好发于长骨,X 线表现为成骨型,血浆碱性磷酸酶很高,预后较差,多无内脏转移。

(1)普通型骨肉瘤(经典型骨肉瘤)。最常见的类型,为高度恶性病变,好发于男性,男女比为(1.5~2):1。75%的病例在 10~30 岁之间,好发于长骨干骺端。临床表现多为持续性疼痛伴局部肿物及关节功能障碍。X 线多表现为侵袭性、破坏性和渗透性病变,能产生骨或者骨样基质,可见骨膜(Codman)三角。CT 可明确髓内及软组织肿块。MRI 检查能够很好地显示肿瘤的髓内范围、跳跃灶、软组织肿块范围及是否累及骨骺或者关节。常需要 ECT 确定骨侵犯的范围及是否存在转移灶及跳跃性病灶。其治疗为化疗—手术—化疗的综合治疗,手术以保肢为主,5 年的生存率可达到 60%~80%。

(2)毛细血管扩张型骨肉瘤。较少,少于 4%,是恶性度较高的成骨肉瘤。病史短,肿瘤生长迅速,X 线片为溶骨性破坏。大体标本肿瘤呈梭形肿胀,皮质变薄,为红褐色血窦,窦壁有肿瘤组织。镜下可见,在充满血液的腔隙里存在恶性肿瘤细胞及肿瘤性骨样组织,X 线片和低倍镜观察相似于动脉瘤样骨囊肿。对化疗敏感,治疗方法及预后与普通型骨肉瘤相似。

(3)小圆细胞骨肉瘤。少见,约占 1.5%,恶性度高,预后差。X 线片为溶骨性破坏,肉眼所见为灰白鱼肉样,镜下由大量密集的小圆细胞组成,细胞呈圆形、卵圆形、短梭形,包膜界限不清,胞质量少,核大小不等,核仁不清楚,细胞间有结缔组织分隔,细胞间可见肿瘤性骨样组织。治疗方法与普通型骨肉瘤相同,但预后比普通型骨肉瘤差。

(4)低级别中心(低级别髓内、髓内高分化、低度恶性中央型)型骨肉瘤。极少见,是恶性度低的骨肉瘤。发病年龄较大,症状轻,X 线片见相似纤维异样增殖症,但边界不清,侵犯或穿透皮质。大体标本为灰白色橡皮样,镜下为大量增生的纤维细胞,这些细胞核染色深,形态不一,细胞间可见数量不等的肿瘤性骨样组织及骨。治疗以手术为主,有转移时才考虑化疗。5 年生存率达 90%。

(5)骨膜骨肉瘤。为中度恶性骨肉瘤,很少见,小于 2%。好发于青年人的长骨干的表面,向外生长形成透光性软组织肿块,边缘不清。中间可见放射状骨针垂直于长骨干。肉眼可见肿瘤呈分叶状,有明显的软骨,其中有钙化和骨化。镜下为分叶状恶性软骨组织,可见纤细的花边状的骨样组织生成,病变晚期可

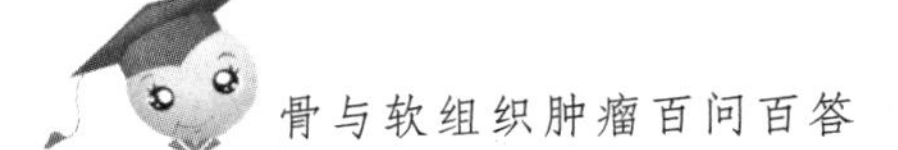

侵犯髓腔。预后较好,治疗以手术为主。

(6)骨旁(皮质旁)骨肉瘤。常见,约占4%,好发于30~40岁患者的股骨后侧。典型的X线表现为相当致密的阴影,位于正常骨皮质的表面,向周围软组织侵犯。X线片或CT可见肿瘤与皮质之间有放射透光缝隙。肿瘤表面呈完整的分叶状,边缘不规则。肉眼可见肿瘤为高度硬化的肿块。镜下可见,肿瘤为大量增生的梭形细胞,有轻度异形性,核分裂少见,其中可见中等量胶原纤维。这些梭形细胞间可见肿瘤性骨及骨样组织生成。有时尚可见分化好的骨内病灶。预后较好,5年生存率可达91%。其可以演变为高度恶性骨肉瘤,但预后比去分化软骨肉瘤要好。

(7)高级别表面骨肉瘤。为高度恶性,较少见,小于1%。常发生在股骨干的表面,骨皮质表面与髓腔不相通。X线显像同骨膜骨肉瘤。肉眼所见肿瘤体积较大,常见出血、坏死。镜下为高度间变的肿瘤,细胞形成肿瘤性骨及骨样组织。治疗及其预后与传统型骨肉瘤相同。

(8)继发性骨肉瘤。发生在已存在的骨病变基础上的骨肉瘤,主要发生在年龄大的人群,包括Paget肉瘤、放射诱导性骨肉瘤等。无论哪种类型,继发性骨肉瘤恶性程度高,预后很差。

6 骨肉瘤有什么临床表现?

骨肉瘤起病初期无典型症状,最早出现的临床症状是疼痛,偶有局部创伤史,起初多为间断性、隐性疼痛,活动后加重;渐渐变为持续性、剧烈的疼痛,且夜间痛较白天明显,患者有时半夜疼醒或无法睡

温馨提示

少数骨肉瘤如果向骨骺蔓延,甚至突破关节软骨,可侵入关节囊,导致关节功能障碍。病变局部常温度增高,静脉扩张,有时可扪及搏动。轻微外伤可导致病理性骨折,骨折部位肿胀、疼痛剧烈。脊椎骨肉瘤发生病理性骨折时,常压迫脊髓神经,导致功能障碍如截瘫等。

眠。恶性程度越高的骨肉瘤，患者的疼痛发生越早且较剧烈。

患部出现包块，多位于近关节处，肿块大小不等，硬度不一，局部伴有压痛，如骨肉瘤穿破骨皮质，可出现固定的软组织肿块，表面光滑或者凹凸不平，常于短期内形成较大的肿块。

7 如何诊断骨肉瘤？

骨肉瘤的诊断依靠病史、症状、体征、实验室和影像学等临床资料基本可以确定。骨肉瘤的确诊依据是组织病理学检查结果，诊断有困难应行临床、影像和病理三结合来确定。

8 骨肉瘤常用的辅助检查方法有哪些？

(1)血液检查。血浆碱性磷酸酶和乳酸脱氢酶中度至大幅度的升高，大多数病例可以观察到血浆碱性磷酸酶升高，且与肿瘤细胞的成骨活动有关，但是肿瘤组织中碱性磷酸酶水平和血浆中碱性磷酸酶水平没有确切的数量关系。较碱性磷酸酶的诊断价值更为重要的是该指标对于预后的意义，如果手术完整地切除了肿瘤，则碱性磷酸酶可以下降至正常水平；如果术后该指标没有下降到正常水平，或仍处于较高水平，则多提示存在肿瘤转移或肿瘤有残留。

(2)影像学检查。

- X线检查：大多数病例X线表现为成骨及溶骨的混合性骨质破坏。当肿瘤穿破皮质，侵入软组织时可伴有特征性骨膜反应，如垂直于骨膜呈放射样平行排列的针状骨膜反应，即怒发冲冠征，或排列成由骨膜上一点向外放射，即日光放射征或骨膜(Codman)三角。

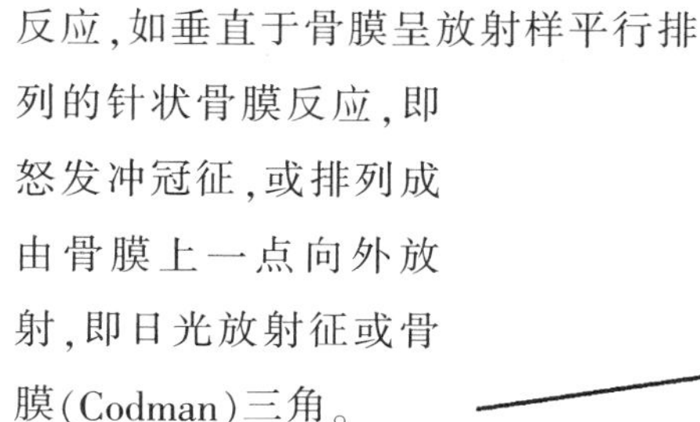

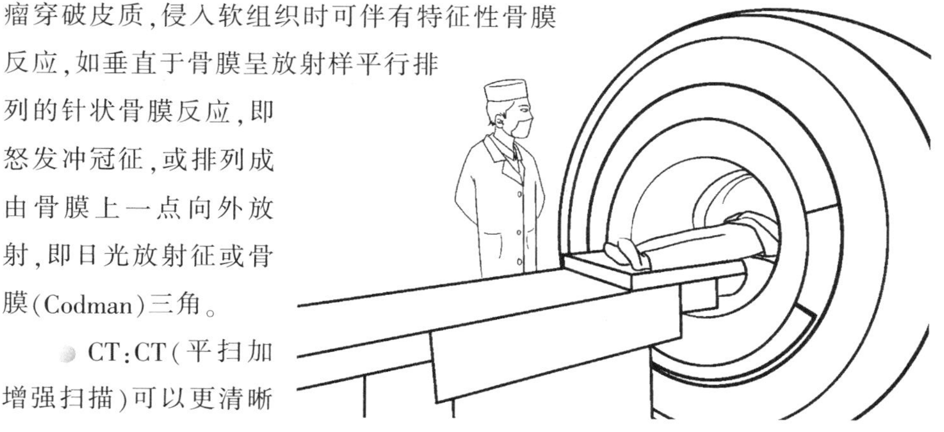

- CT：CT(平扫加增强扫描)可以更清晰

地显示肿瘤骨质破坏的范围、软组织受侵情况以及肿瘤与主要血管的关系，是确定外科手术界限的重要依据之一。胸部 CT 检查可早期发现是否存在肺转移和其他明显的肺部病变。

● MBI：在观察骨肉瘤软组织侵袭范围方面起到了重要的作用，是显示髓腔内肿瘤浸润范围的最好方法。在保肢手术中，对瘤骨扩大切除长度定位有关键的指导作用。磁共振成像检查能够很好地显示肿瘤的髓内范围、跳跃灶、软组织肿块范围及是否累及骨骺或者关节。

● 骨扫描：骨肉瘤在同位素骨扫描上表现为放射性浓聚，浓聚范围往往大于实际病变。骨扫描在骨肉瘤的定性或定位诊断方面，起到了一定的参考作用。对肿瘤有无其他骨的转移，是否存在多发病变以及有无跳跃灶的判断很有帮助。

● 血管造影：非必须检查，但可以了解肿瘤的血管丰富程度，判断肿瘤的血管来源，化疗前后血管造影的对比可以作为评价化疗效果的重要指标。还可发现血管是否被肿瘤推压移位或被肿瘤包绕，为判断切除肿瘤时是否需要切除血管并为修复做准备。

(3)组织学诊断。穿刺或切开活检，组织病理学是骨肉瘤的确诊依据。在治疗开始前，应获得病理学诊断。加强病理科医生相关培训，诊断有困难需要行临床、影像和病理三结合联合会诊确认。病理学诊断的关键有赖于肿瘤基质细胞产生的骨样基质(嗜酸性透明物质)的存在。

9 骨肉瘤病理活检的相关注意事项有哪些？

骨肉瘤病理学活检十分关键，活检将直接影响病理诊断的准确性、手术方式及预后，所以活检前，患者(或家属)应与外科医生、放射科医生、病理科医生做好沟通，根据患者具体情况及所选择的手术方式，进行恰当的活检取材，以免贻误诊断。活检的部位及通道要在保证取得肿瘤组织的同时不影响下次手术。

10 骨肉瘤容易与哪些疾病混淆？如何区别？

(1)慢性骨髓炎。慢性骨髓炎进展常比骨肉瘤进展缓慢，患者主诉为轻至

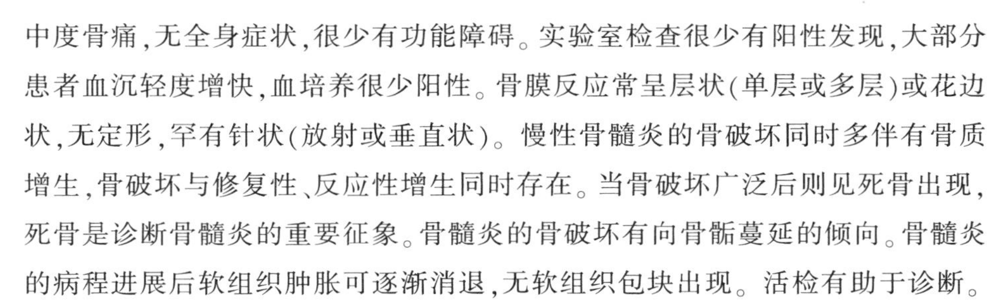

中度骨痛，无全身症状，很少有功能障碍。实验室检查很少有阳性发现，大部分患者血沉轻度增快，血培养很少阳性。骨膜反应常呈层状(单层或多层)或花边状，无定形，罕有针状(放射或垂直状)。慢性骨髓炎的骨破坏同时多伴有骨质增生，骨破坏与修复性、反应性增生同时存在。当骨破坏广泛后则见死骨出现，死骨是诊断骨髓炎的重要征象。骨髓炎的骨破坏有向骨骺蔓延的倾向。骨髓炎的病程进展后软组织肿胀可逐渐消退，无软组织包块出现。活检有助于诊断。

(2)尤文肉瘤/原始神经外胚层瘤。是儿童第二位常见的原发恶性骨肿瘤，常发生于长骨骨干和骨盆，骨膜反应可呈葱皮样改变，但增生的骨膜中多可见不规则的骨破坏，肿瘤多侵犯邻近软组织。临床上多表现为疼痛剧烈，伴发热、白细胞轻度升高。

(3)骨巨细胞瘤。骨巨细胞瘤好发年龄为20~40岁，常见于长骨骨端，偏心性分隔性膨胀性溶骨性骨质破坏，肿瘤膨胀改变明显后邻近骨皮质变薄，骨外膜在皮质外有新生骨形成，形成薄的骨包壳。包壳可呈分叶状、多房状，X线片则表现为多房样，包绕溶骨性破坏密度减低区，其内不见钙化或骨化致密影。

(4)疲劳骨折。疲劳骨折多见于新兵和各种运动员，发病部位以趾骨多见，其次为胫骨。主要表现为局部隐痛或钝痛，负重行走后加重，休息后好转。查体见局部压痛，有时有局部软组织肿胀，少数患者可触及硬块。X线表现为局限性大量平行骨膜反应、骨痂及大量骨髓内生骨痂。MRI可发现骨折线。

11 骨肉瘤如何进行分期?

如果临床上怀疑是骨肉瘤，就必须进行分期。在考虑临床分期时，有3个基本问题需要回答：肿瘤的恶性程度(级别)、累及范围、是否已扩散。

病变级别是指肿瘤的生物学恶性程度，分级依据是肿瘤的组织学特征。多数骨肉瘤被认为是高级别(高度恶性)病变。

病变范围是指肿瘤是否扩散到其起源组织之外的部位（骨肉瘤的范围是看它是否侵蚀骨而进入周围的软组织）。

肿瘤从原发部位扩散到机体的另一个部位称为转移。诊断时检查有肿瘤转移的患者比无转移患者的预后差。在高级别骨肉瘤中大约有80%的患者存在微转移,但没有相关的血液学检查来发现这种微转移。在进行分期时,只有影像学检出的病变才能被确定为转移(仅有不到20%的骨肉瘤)。

分期中至关重要的是对胸部和骨的CT扫描。骨肉瘤扩散的两个常见部位是肺和骨。对整个骨的MRI扫描不仅是评估原发病灶范围的必要手段,而且可以寻找到"跳跃"的转移病灶。骨扫描(ECT)是不可缺少的方式。转移可发生在原发病灶的骨组织内或远处部位。当检测出骨肉瘤转移时,不管是否做进一步的辅助治疗,都提示预后差。

温馨提示

一旦初步的影像学和实验室检测完成之后,就可以做组织切片检查。组织切片检查至关重要,因为它可以通过获取的活体组织而做出明确诊断。肿瘤的组织学(显微镜下观察)可以提供肿瘤生物学行为的初步线索。组织的获取可以通过细针穿刺或通过切开活检。

当病理学评估以及组织学分级完成后,将所有的信息汇总用于确定某个肿瘤的"个性"。比较常用的分期系统是由Enneking等提出的分期法,见表1。应用这个分期系统,骨肉瘤的大多数患者处于ⅡB期,即为伴有周围软组织累及但没有发现转移的高级别骨肉瘤。

表1　骨肉瘤外科分期(改编自ENNEKING分期法)

分期	组织学分级	部位
ⅠA	低	间室内(骨或肌肉原发病灶内)
ⅠB	低	间室外
ⅡA	高	间室内
ⅡB	高	间室外
Ⅲ	任意分级+转移	任意分级+转移

12 骨肉瘤治疗方法有哪些?

骨肉瘤的治疗以大剂量个体化新辅助化疗、手术、辅助化疗为主。目前,在新辅助化疗、正确的手术方案及辅助化疗的基础上,5 年无瘤生存率为 60%~80%。手术的方案应根据术前化疗的效果及肿瘤的外科分期而定,多数患者能保肢治疗而不需要截肢。此外,手术方式的选择还要参考患者及家属的意愿、患者的年龄、心理状态、肿瘤的部位和大小、软组织神经血管束的情况及可预见的术后功能等。

13 骨肉瘤手术治疗的原则是什么?

骨肉瘤的广泛性切除术是在肿瘤外的正常骨、肌肉和软组织内切除,截骨在 MRI 确定的髓腔内肿瘤侵犯范围外 3~5cm,肿瘤切除各外科边界均为组织学阴性。手术切除是骨肉瘤的主要治疗手段, 分为保肢手术和截肢手术, 现在90%以上的肢体骨肉瘤患者可成功保肢。在保肢成为肢体肿瘤外科治疗的主流的今天,患者的生存率并未下降,局部复发率为 5%~10%,与截肢治疗的生存率及局部复发率相似。

14 骨肉瘤术前准备有哪些?

(1)皮肤准备。骨肉瘤手术的皮肤准备要求严格,术前两天开始,每日两次使用抑菌消毒剂对皮肤进行深度清洗,术日早晨深度清洗后还需要使用消毒液(如2%的氯己定)进行术区皮肤消毒。

(2)药物准备。骨肉瘤保肢手术一般较大,有植入物或手术持续时间长,术前可能预防性使用抗生素,护士将根据医嘱,为患者进行药物过敏试验。做皮试后 20 分钟内,出现穿刺部位皮肤不适,忌抓挠,以免影响判断结果。

(3)肠道准备。术前一日晚餐进流质,术前 6~8 小时禁食、水;遵医嘱口服甘露醇或使用甘油栓,清洁肠道。

(4)练习在床上大小便。有的类型下肢手术暂时禁止关节活动,需要在病床上进行大小便,因此术前对此要有思想准备和练习。

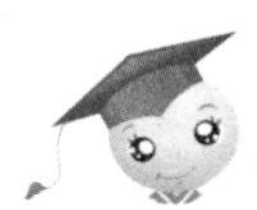

15 保肢手术和截肢手术哪个更好？

施行截肢还是保肢手术，主要看患者的特点、肿瘤的分期以及肿瘤对化疗的反应。两种手术方式术后长期生存率无差异。由于保肢术后患者机体功能和心理优势超过截肢术，一般多为首选。但保肢手术较为复杂，有一定的适应证。而且保肢手术的时间较长，易发生复发感染、假体松动等并发症。

截肢术的最大好处在于操作简单及并发症少。截肢患者也更适于进行体育运动，因为他们不用担心保肢术后的并发症或移植物的松动或断裂。因此，医生将会结合患者病情、预后、意愿、经济承受力等因素综合考虑，为患者选择最佳手术方案。

16 哪些骨肉瘤患者可行保肢手术？哪些患者不能保肢？

具备以下条件的患者可以考虑保肢手术：①Enneking 外科分期ⅡB 期以前的各期肿瘤；②主要神经血管与肿瘤隔绝、同时切除后可获得重建、有其他补救措施者；③化疗有效，肿瘤体积缩小，分期由ⅡB 期转变为ⅡA 期；④14 岁以上，骨骺已经愈合(目前年龄的限制没有确切的说法，但年龄越小保肢越困难)；⑤保肢手术后功能不低于假肢的；⑥虽有病理骨折，但经过新辅助化疗后病变局限、重要的血管神经不受累、软组织覆盖条件好的患者，仍然可以行保肢手术。

保肢手术方式主要有关节融合、异体骨移植、瘤骨灭活再植、人工假体置换等。与截肢手术相比，由于保肢手术切除的范围相对较小，肿瘤容易出现局部复发。此外，还会出现血肿、关节不稳、移植骨与宿主骨不相容、皮肤坏死、感染、神经血管损伤、栓塞等并发症。假体置换术后易并发感染、关节脱位、关节活动受限、假体松动等并发症。由于保肢手术的术后并发症较截肢术多，因此保肢患

保肢手术的禁忌证

瘤体巨大、分化极差、软组织条件不好，或者肿瘤周围的主要神经血管受到肿瘤的侵犯而无法重建的患者以截肢为宜。

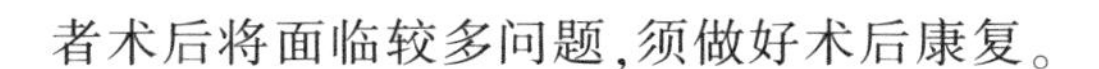

者术后将面临较多问题,须做好术后康复。

17 保肢手术有哪些?

保肢手术的重建方法包括瘤骨灭活再植术、异体骨半关节移植术、人工假体置换术(最常用)和关节融合术等。

18 骨肉瘤保肢术后怎样进行康复锻炼?

保肢术后康复锻炼的目标是让患者尽可能早地独立进行日常生活。由于保肢患者术后需进行相应的辅助化疗，因此康复锻炼强度及频次需根据患者手术部位、手术方式、自身耐受程度及综合治疗方案而定。一般主要进行关节活动训练和肌力训练。下肢保肢术后患者除上述训练外,还应进行行走训练;上肢保肢术后患者可适当开展主动和被动活动训练。具体训练内容、强度,应由康复医师结合患者情况确定。

19 股骨远端型膝关节假体置换术后注意事项有哪些?

术后患肢应伸直抬高,膝关节下垫软枕,保持功能位,必要时遵医嘱佩戴支具。术后活动要从肢体功能锻炼开始,逐渐增加练习时间和频率。早期一般不主张活动关节,患者可抬高患肢,主动活动踝关节和趾关节,进行腿部肌肉收缩活动。

需缓解背部皮肤受压时,由护士协助轻抬患肢,患者双上肢肘部及健侧下肢支撑床面,抬高上半身或臀部,适当进行背部按摩。

一般 2~3 周后使用膝关节连续被动训练器(CPM)进行膝关节屈伸训练。在膝关节连续被动训练器上练习,由 0°~30°开始,每日 2 次,每次 30 分钟至 1 小时,逐渐增加活动角度。当患肢在床上锻炼到可自行做直腿抬高运动时,即可下地活动或扶双拐活动。

20 髋关节假体置换术后注意事项有哪些?

术后当天应平卧,患肢外展 15°~30°,中立位,双腿间置梯形枕,患侧肢体

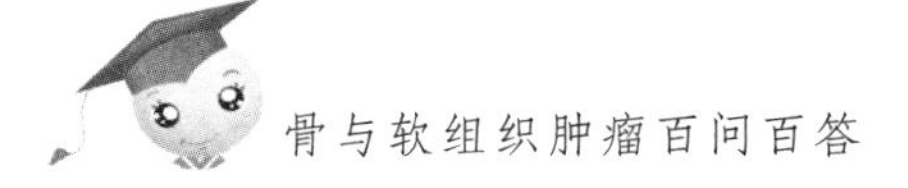

下可放置适当厚度软垫，使髋、膝关节稍屈曲，但禁止屈髋、屈膝及外展髋关节以防止后脱位。

术后2周内以平卧为主，禁止屈髋、屈膝及外展髋关节等动作，如盘腿或者跷二郎腿。术后2周允许向健侧侧卧，但双下肢之间放置枕头，保持双下肢外展位，同时开始下床康复训练。

21 截肢术后幻肢痛怎么办？

截肢后患者仍有患侧肢体存在的感觉，这是种正常现象，多在数周内自行消退，但幻肢痛可持续存在或逐渐加重，严重时须给予治疗。一般患者先出现刀割样、针刺样疼痛，之后多为烧灼样或挤压样疼痛。目前治疗幻肢痛主要采用多样性治疗，一方面，可适当给予镇痛药物或镇静剂，消除患者紧张、焦虑的心理；另一方面，可使用物理疗法（如音频电疗、低频电疗、磁疗等）或封闭疗法，抑制疼痛传导。此外，还可尝试其他形式治疗如针刺疗法、导向成像、催眠和松弛疗法或安装假肢等，以缓解幻肢痛。

22 术前化疗有什么作用？

术前化疗即所谓的新辅助化疗，是指在恶性肿瘤局部实施手术或放疗前，进行全身性药物治疗。

术前化疗的3个作用

- 体内药敏试验。
- 杀灭潜在转移灶或循环肿瘤细胞。
- 缩小肿瘤以保肢。术后化疗可继续杀灭体内可能残存的癌细胞，提高局部治疗后的生存率。

23 骨肉瘤化疗方案有哪些？

（1）一线方案（初治、新辅助、辅助化疗）。

丝裂霉素+阿霉素+顺铂（MAP）〔大剂量甲氨蝶呤+铂类（顺铂首选）+蒽环类药物〕。

异环磷酰胺+甲氨蝶呤+铂类(顺铂首选)+蒽环类药物。

铂类(顺铂首选)+蒽环类药物。

蒽环类药物+铂类(顺铂首选)+异环磷酰胺+大剂量甲氨蝶呤。

(2)二线方案(复发或者难治性病变)。

吉西他滨+多西他赛。

环磷酰胺+依托泊苷。

环磷酰胺+拓扑替康。

吉西他滨。

异环磷酰胺+依托泊苷。

ICE(异环磷酰胺+卡铂+依托泊苷)。

大剂量甲氨蝶呤+依托泊苷+异环磷酰胺。

153-Sm-EDTMP(放射性核素153钐-乙二胺四亚甲基膦酸)用来治疗对二线方案无效的复发或转移性病变。

(3)抗血管生成治疗药物:如恩度、贝伐单抗等靶向治疗药物。

24 骨肉瘤化疗常见不良反应有哪些?如何预防及对症处理?

骨肉瘤化疗常用药物有甲氨蝶呤、异环磷酰胺、表柔比星、顺铂等,易出现恶心、呕吐、骨髓抑制、口腔溃疡、肝肾毒性、脱发、便秘等不良反应。主要预防措施如下。

(1)甲氨蝶呤。化疗前一天开始,口服碳酸氢钠片及别嘌呤醇,每日3次,连续3天。用药期间注意口腔卫生,每2小时使用漱口液漱口1次,每次含漱5~10秒,漱口后5分钟内禁食、禁饮;输液期间记录24小时尿量,监测每次尿液pH值,保持pH值≥7,每日尿量应>3000mL;多饮水,保证每日饮水量>3000mL;有条件的可监测甲氨蝶呤的血药浓度。

(2)异环磷酰胺。膀胱毒性较大,可出现出血性膀胱炎,输液期间除使用膀胱黏膜保护剂外,应注意记录24小时尿量,观察尿液的颜色,每日尿量应>3000mL。

(3)表柔比星(或吡柔比星)。由于药物代谢,易导致用药后小便颜色变红,

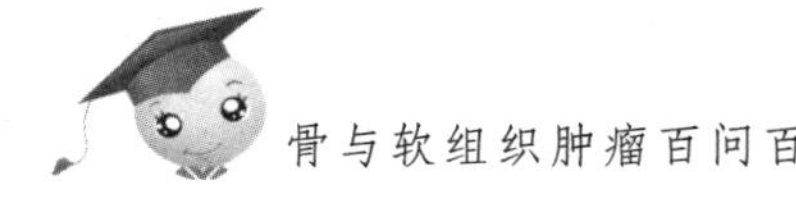

需多饮水、多排尿,以消除症状。此药物有心脏毒性,注意药物的总剂量及心脏标志物的变化,必要时可用其他药物代替或者应用保护心脏的药物。

(4)顺铂(DDP)。主要引起胃肠道反应,如恶心、呕吐等,输注期间应摄入清淡易消化饮食;多饮水,保证每日饮水量>3000mL;定时监测尿量;恶心、呕吐严重者,必要时遵医嘱用药;便秘者可多摄入高纤维食物或咨询医生使用润肠通便药物。

25 骨肉瘤肺转移后如何治疗?

肺转移灶治疗的关键是早期发现、早期治疗,治疗以化疗为主,可辅以抗血管生成药物。若肺部转移病灶能手术切除的话应积极手术切除肺转移灶,这样可显著提高生存期。

26 骨肉瘤用放疗吗?

目前放疗已不属于原发骨肉瘤的常规治疗之一。由于单纯保肢手术的局部复发率较低,不具有使用辅助放疗的适应证。

成骨肉瘤放疗所需的有效剂量很高,约6000cGy,虽然7000~8000cGy的剂量效果更好,但对周围正常组织的损伤也大。在联用高剂量放疗和化疗时,仍可以发现存活的肿瘤组织,因此,放疗不能单独作为大多数骨肉瘤的首要选择。

温馨提示

在某些特殊的病变区,如头面部或脊柱,或保肢术后复发,患者拒绝截肢或无法再次手术的部位,仅作为局部姑息治疗的一种方法。

27 骨肉瘤的预后怎么样?

在当前综合治疗的条件下,没有转移的骨肉瘤患者的5年生存率可达60%~80%。预后差的因素有患病部位(中轴部位病变预后差)、肿瘤大、对化疗不敏感及出现转移灶。

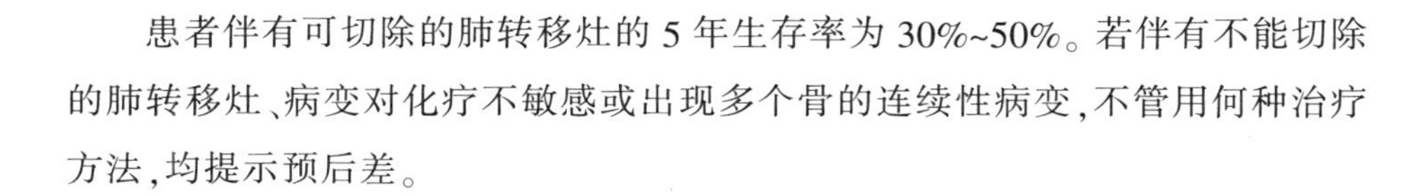

患者伴有可切除的肺转移灶的 5 年生存率为 30%~50%。若伴有不能切除的肺转移灶、病变对化疗不敏感或出现多个骨的连续性病变，不管用何种治疗方法，均提示预后差。

28 骨肉瘤患者术后为什么要随访？随访周期多久？

所有接受治疗的患者都应进行随访，目标包括：监测骨肉瘤复发、肺或其他部位转移，指导保肢术后肢体功能锻炼，评估全身状态，为患者和家属提供心理支持等。

术后 2 年内每 3 个月随访 1 次，2~4 年内每 6 个月监测 1 次，5~10 年内每年监测 1 次。监测应包括体检、局部 X 线、胸部 CT、全身骨扫描等。每次随诊时都应进行病情评估和肢体功能评分。

温馨提示

复发患者应再次进行手术及化疗，可选择广泛切除或截肢，无法手术者可考虑局部姑息放疗。转移的患者的治疗以化疗为主，可辅以抗血管生成药物。若转移病灶能手术完全切除的话，应积极手术切除转移灶，这样可显著提高生存期。

29 复查都需要检查哪些项目？有哪些注意事项？

定期复查项目主要包括体格检查、血常规、肝功能、肾功能、胸片、B 超、局部 X 线及 CT、全身骨显像等。具体情况由医生根据患者病情决定。复查时注意携带既往病历及相关检查资料（如 CT 片），需及时向医务人员汇报居家期间身体不适及异常。

30 髋关节置换术后的患者日常生活注意事项有哪些？

（1）常用的东西应放在容易拿到的地方，不需要踮起脚尖或蹲下身去拿。电话应放在床旁，洗漱用具应伸手可及，厨房间的设备不应让患者过多屈髋和转身。为患者的座椅、坐便器和楼梯上安装可靠的扶手,清除家中活动区域内所有可能引起患者摔跤的物品,同时要有充足的照明,夜间能看清楚道路。

(2)床要有一定高度,使患者坐在床边时不至于屈髋大于90°。常用的椅子、餐桌、马桶也应抬高,使患者在屈髋小于90°的情况下同样舒适自然。注意不要坐沙发,柔软、太矮的家具,以防站起困难,避免引起关节脱位。

(3)在穿鞋袜时,请将脚置于床上,屈体、屈髋,避免双下肢交叉。

(4)建议在术后6周内不要开汽车。

31 截肢术后不想见人怎么办?

因罹患肿瘤而截肢, 对患者来说无疑是一场灾难, 除了忍受生理的痛苦外,心理也承受着巨大的压力。但一味逃避、不愿承认和面对现实,不利于身心康复。所以,家属应协助患者学会一些适当的宣泄方式,适时表达情感,转化不良情绪,勇敢面对现实,或者培养更多的兴趣,多结交朋友,逐渐回归社会。相信当患者做到这些时,定会得到更多、更有效的支持。

32 骨肉瘤应该如何预防?

目前无预防的有效措施,预防的任务是早期发现和早期诊疗。

(1)人群预防。人群预防的重点应是有关知识的普及,增加人们对骨肉瘤的认识和了解,提高警惕性。应强调的是,在青少年发现膝关节周围无明显外伤的疼痛时,早期到有一定资质的医院检查,早发现、早治疗,以提高生存率。

(2)个体预防。本病初起时可能没有症状,最早出现的症状往往就是疼痛。一旦出现疼痛,尤其是无明显的外伤史,这类青少年应尽快就诊,进行相关检查。本病的发生可能与一些外界的刺激有关,应避免接触这些危险因素。因某些因素不得不接触时,应注意防护,今后要定期复查直至20岁以后。某些良性病变亦可转变为骨肉瘤,如巨细胞瘤、骨软骨瘤、骨纤维异样增殖症等。对于有这些疾病的患者更应警惕,应遵医嘱定期复查。警惕可能发生恶变的信号,如原本不痛的出现疼痛,原本生长缓慢的突然生长迅速等。

 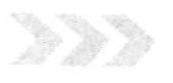

温馨提示

骨肉瘤患者的预后与疾病发现的早晚有着密切的关系，因此当青少年出现不明原因的发生于膝关节周围的疼痛症状时，父母切不可掉以轻心，以为是孩子顽皮外伤所致。骨肉瘤的发现早晚及其性质，对于手术措施的选择、预后具有重要意义。同时，我们还需强调，手术的完成不是治疗的结束，患者应遵医嘱坚持完成辅助化疗，才可能有良好的预后直至治愈。

33 骨肉瘤患者术前可以下床活动吗？

部分骨肉瘤会对骨质有所侵犯，轻微外伤可导致病理性骨折，尤其是脊椎骨肉瘤发生病理性骨折时，常压迫脊髓神经，导致功能障碍如截瘫等。所以骨肉瘤患者在骨皮质破坏严重时术前应避免下床活动。床上活动时也应小心，防止出现跌倒、坠床及病理性骨折等意外。

34 假体置换术后，可以上学、工作、结婚、生子吗？

假体置换术后是可以正常工作、生活的。怀孕、生子建议在化疗停止后的半年到 1 年以后，具体请咨询妇产科专家或者生殖专家。

35 上肢截肢术后，下床活动时身体会失衡吗？

当然会。一般可在术后早期，先摇高床头呈半坐位或坐位姿势以适应身体平衡，适应后 1~2 天可离床活动。

36 下肢截肢术后佩戴义肢，需要做哪些准备？

一般截肢前，要进行健足站立平衡、持拐训练，以便为术后早日康复打好

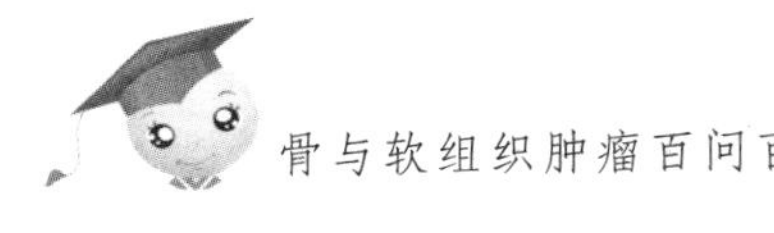

基础。手术后还需注意以下几点。

(1)术后固定或包扎患肢时,维持残肢残端于伸展位(用支具、石膏托、皮肤牵引),保持残端固定于功能位。病情稳定后开始残肢功能锻炼,以增强肌力。

(2)对已出现的轻、中度关节挛缩,可通过强化肌肉力量运动、增加关节的伸屈使平衡运动获得改善。

(3)伤口完全愈合后,可用弹性绷带包扎以减轻水肿,并对残端进行接触性训练。

37 安装义肢后的注意事项有哪些?

(1)每天用中性肥皂清洗残肢,勿浸泡;不可在残肢上涂擦霜或油,以免软化残肢的皮肤;不可擦酒精,以免皮肤干裂。

(2)每天观察残端的皮肤:有无压痛、发红或受到刺激、撕裂。不可在残端上贴胶布,以免皮肤糜烂。

(3)使用义肢时,内穿质地松软的棉袜套以防磨破皮肤,并适当更换。

38 骨肉瘤肺转移了还能活多长时间?

选择合适的治疗方法是决定骨肉瘤肺转移还能活多久的关键所在。骨肉瘤的治疗强调采取综合治疗,包括手术、化疗、放疗等。

患者伴有可切除的肺转移灶的 5 年生存率为 30%~50%。当伴有不能切除的肺转移灶、病变对化疗不敏感或出现多个骨的连续性病变时,不管用何种治疗方法,均提示预后差。

温馨提示

要及早诊断,术前仔细分型,同时进行骨肉瘤的规范化治疗,包括手术前化疗、手术和术后定期化疗。

39 骨肉瘤会传染吗?

骨肉瘤和其他癌症一样都不会传染。

软骨肉瘤

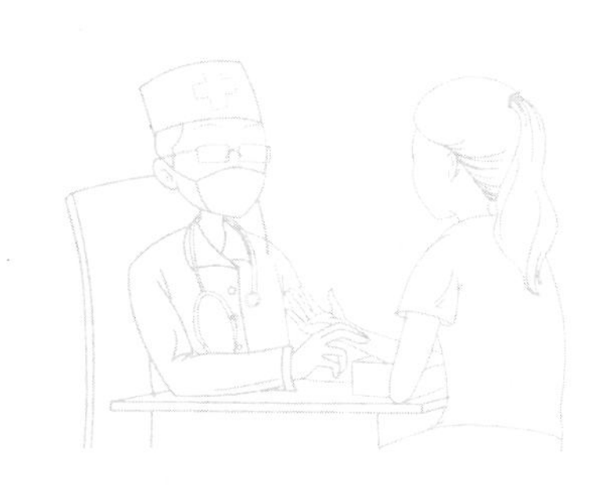

1 什么是软骨肉瘤？

软骨肉瘤是一类细胞有向软骨分化趋向的恶性肿瘤，来源于软骨组织，特征为瘤细胞产生软骨而不产生骨。软骨肉瘤是发生在软骨细胞的骨恶性肿瘤，可以分为原发性软骨肉瘤和继发性软骨肉瘤两大类。软骨肉瘤是仅次于骨肉瘤的常见的骨恶性肿瘤，其类型较为复杂，有时造成诊断困难。软骨直接由肉瘤性软骨细胞形成，常伴钙化、骨化和黏液性变。在软骨肉瘤内可有内生软骨骨化，但决无真正的肿瘤骨样组织。

2 软骨肉瘤的发病特点有哪些？

中心型软骨肉瘤好发于男性，男:女之比为(1.5~2):1，好发年龄为 30~70 岁之间，平均年龄为 40~50 岁，因此是一种典型的成人肿瘤。20 岁以前少见，青春期前罕见。周围型软骨肉瘤的发生率低于中心型软骨肉瘤。男性好发，男、女之比约为 2:1，多发生于成人，青春期前发生少见。青少年时期的骨软骨瘤出现局部症状、体积增大可以不用担忧，而在成年后骨软骨瘤继续生长则提示可能为周围型软骨肉瘤。

3 患软骨肉瘤的危险因素有哪些？

软骨肉瘤患者并没有确切的病因。软骨肉瘤的危险因素包括患者既往行放射治疗；化学因素如氯乙烯、砷剂等；免疫缺陷疾病、外伤，如烧伤等；软组织的慢性刺激如植入异体组织、淋巴水肿等；多发性神经纤维瘤；Paget 病；骨梗

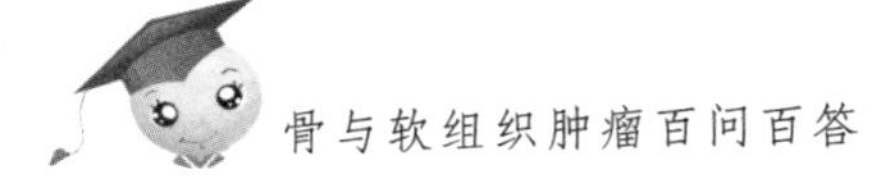

死;遗传性肿瘤综合征,如遗传性视网膜母细胞瘤、Gardner 综合征、李弗劳明综合征等。

4 软骨肉瘤如何分类?

软骨肉瘤的生物行为多变,对判断预后造成了一定困难,一般常用组织学分级。软骨肉瘤在组织学上分为普通型、透明型、去分化及间叶型。一般认为,透明型恶性程度较低,而其他类型属高度恶性。

从发病情况上又将软骨肉瘤分为原发性和继发性两大类, 原发性从开始就有肉瘤特性,继发性是指继发于照射后、畸形性骨炎、纤维结构不良、孤立性骨囊肿、Maffucci 综合征、Ollier 病、多发性遗传性骨疣、软骨母细胞瘤、软骨黏液样纤维瘤等,由良性软骨性肿瘤等衍变而成。

从部位上,软骨肉瘤分为中央型和外周型;还有皮质旁或骨膜软骨肉瘤,以及骨外黏液样软骨肉瘤等。

5 软骨肉瘤有什么临床表现?

软骨肉瘤一般发病缓慢,最常见的症状是疼痛,开始为钝痛,间歇性,逐渐加重,其后是慢慢增长的包块。症状存在的时间平均为 1~2 年。检查可发现一个有压痛的包块,关节活动受限,肿块局部触及发热。

6 软骨肉瘤的好发部位是哪里?

长管状骨是软骨肉瘤的好发部位,约占全部病例的 45%,其中股骨又是最常见的部位,约占全部患者的 25%。下肢骨骼发病约占软骨肉瘤的 35%,而上肢发病则为 14%。其余常见部位是髂骨(25%)和肋骨(8%)。发病较少的部位是脊柱(7%)、肩胛骨(5%)、胸骨(2%)。罕见的部位是颅骨、下颌骨、上颌骨、腓骨、桡骨、尺骨、锁骨、髌骨及手足部的小骨。

在长管状骨中的软骨肉瘤,大多数位于干骺端,但当骨骺闭合后肿瘤可侵及骨骺。原发骨干者不多见,股骨、胫骨、肱骨和腓骨的近侧端发病多于远侧端,肱骨远端软骨肉瘤罕见。

温馨提示

除了血液系统肿瘤外，软骨肉瘤是肩胛骨、肋骨、胸骨、手和足的小骨最常见的恶性肿瘤。肋骨与胸骨的软骨肉瘤常发生在肋软骨的结合部。在手部，软骨肉瘤发生在近节指骨及掌骨，而在远侧指骨及腕骨发病者少。除了距骨与跟骨外，软骨肉瘤很少在踝关节以下的骨内发病。软骨肉瘤可发生在脊椎的各个节段，但以胸椎最多，且常位于椎弓和棘突。

7 软骨肉瘤如何诊断？需与哪些疾病鉴别？

软骨肉瘤的诊断有以下特点。

(1)原发性软骨肉瘤多见于成年人，高峰年龄为30~60岁，多发生于扁骨(骨盆)、长骨的干骺端—骨干(特别是股骨)，其次是下颌骨、肋骨、肩胛骨、躯干骨和颅面骨。

(2)局部疼痛不明显，肿块生长迅速，有压痛和关节功能障碍。

(3)继发性软骨肉瘤多继发于原有的良性骨肿瘤，病程长，发生恶变则生长迅速、症状重。

(4)影像特征及病理检查可确诊。

需要与如下疾病诊断。

(1)软骨瘤。内常有散在沙砾钙化点，但较软骨肉瘤少而小，骨皮质多保持完整，无肿瘤性软组织肿块。

(2)骨软骨瘤。为附着于干骺端的骨性突起，形态多样，软骨帽盖厚者亦可见肿瘤端部有菜花样钙化阴影。而继发于骨软骨瘤的软骨肉瘤，软骨帽增厚更明显，并形成软组织肿块，其内可见多量不规则絮状钙化点。

(3)骨肉瘤。易与中央型软骨肉瘤混淆，特别当软骨肉瘤内并无钙化时与溶骨性骨肉瘤颇相似，但若见骨肉瘤具有特征性肿瘤骨以及骨膜反应时二者

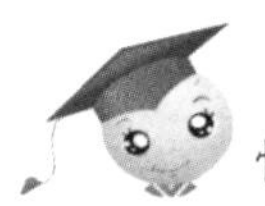

易于鉴别。

(4)软骨母细胞瘤。发病年龄为5~25岁，好发于长骨骨骺或骨突，瘤内可见钙化，可伴有良性骨膜反应及周围骨髓、软组织水肿。单纯靠临床表现和影像检查不能完全区分，要依靠组织学活检。

8 软骨肉瘤的影像学检查方法有哪些？各自的典型表现是什么？

(1)X线。地图样破坏多见，夹杂渗透样及虫蚀样溶骨性骨质破坏，肿瘤常破坏骨皮质进入软组织内，形成肿块；肿瘤内环形或半环形软骨样基质是肿瘤的特征性表现；软骨肉瘤内也可以不出现钙化，恶性度越高，钙化越少，密度越低，钙化越分散。

(2)CT检查。肿瘤未矿化的部分与肌肉相比呈低密度，主要是因为透明软骨含水量高；肿瘤内可见特征性“环形或弧形”钙化。随着肿瘤恶性程度的增高，环形或弧形钙化形态可模糊不清但钙化仍可见。

(3)MRI检查。可见显示肿瘤在髓腔内及对周围软组织的侵犯范围。肿瘤T1WI呈低至中等信号强度，T2WI呈高信号(透明软骨)、低信号(钙化)；增强后环形或弧形间隔可见强化，增强后可见显示肿瘤髓腔内蔓延及软组织受累情况。

(4)放射性核素扫描。在中央型软骨肉瘤中，病变部位总是有核浓集现象，而且核素聚集的范围不超过肿瘤的真正界限。因而采用放射性核素扫描对确定中央型软骨肉瘤的边界以及发现隐蔽的播散病灶非常可靠。在周围型软骨肉瘤中，放射性核素扫描可以明确肿瘤的代谢活力。对一个骨软骨瘤来说，检查中如果没有放射性核素的核浓集现象，实际上可以除外骨软骨瘤的恶性转化的可能性。

9 软骨肉瘤的病理学表现有哪些？

(1)大体病理。在大体标本切面中，肿瘤呈分叶状，灰白色或灰蓝色具有光泽的透明软骨。肿瘤的内容是坚实的，但在没有钙化的区域用力易于切开。在一些病例中可有出血、黏液样变及囊性变。

(2)显微镜检查。通常情况下，软骨肉瘤含丰富的圆形至卵圆形的有肥硕核的细胞。软骨肉瘤多由软骨小叶组成，这些小叶与通常在良性内生软骨瘤中所见的不同,没有编织骨或板层骨组成的周围边界。

温馨提示

良性骨软骨瘤恶性变前后的组织学鉴别主要根据细胞的排列，在软骨肉瘤中细胞排列杂乱无章，而在骨软骨瘤中软骨细胞呈颗粒状排列。

10 软骨肉瘤如何治疗？

(1)手术治疗软骨肉瘤。手术切除是治疗软骨肉瘤的重要方法,也是最为有效的一种方法。在明确诊断后,分别按具体情况考虑做局部大块切除、瘤段截除或截肢术。对多数软骨肉瘤的外科手术应以力求局部彻底切除为主,对复发者或原发恶性程度高且发展快的病例做截肢或关节离断术。

(2)化学治疗软骨肉瘤。化学治疗法也是治疗软骨肉瘤的一种方法,但目前还没有成熟的治疗方案，只是针对间叶型及去分化型软骨肉瘤考虑使用化疗。一般情况下间叶型使用尤文肉瘤的化疗方案,去分化软骨肉瘤采用骨肉瘤的化疗方案。普通型及透明细胞型软骨肉瘤化疗无效。

(3)放射治疗软骨肉瘤。放射治疗法也是治疗软骨肉瘤的一种方法。过去认为软骨肉瘤对放射治疗不敏感,因而很少采用放疗作为单独的治疗软骨肉瘤的手段。在采用放射治疗的同时如能注射增敏剂,可提高对软骨肉瘤的治愈率。

11 软骨肉瘤的预后怎么样？

手术需彻底,否则容易复发。复发后的软骨肉瘤侵袭性更强。手术治疗的5年生存率为60.9%,10年生存率为34.8%,较骨肉瘤为好。肿瘤组织学分度与转移相关,是长期生存率的最重要的判定指标。因为多数软骨肉瘤对放疗和化疗高度不敏感,因而转移病变的危害巨大并难于治疗,5年生存率约为13%。

尤文肉瘤/原始神经外胚层瘤

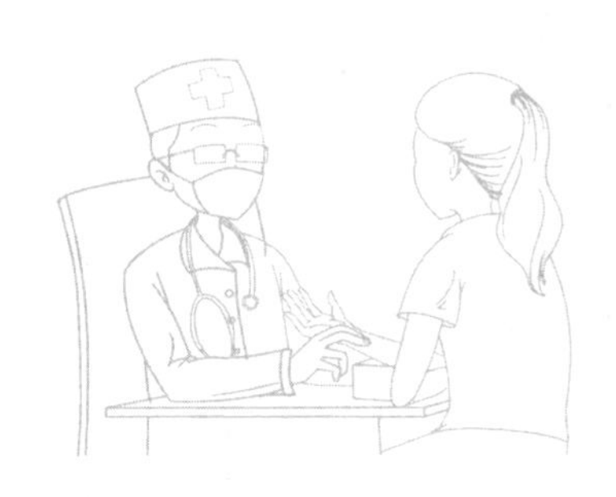

1 什么是尤文肉瘤、尤文肉瘤家族肿瘤?

尤文肉瘤传统的概念认为系起源于骨髓的间充质结缔组织，以小圆细胞为主要结构的原发恶性骨肿瘤。Ewing 于 1921 年首先描述,现代的新概念指起源于神经外胚层的骨或软组织的小圆细胞肿瘤,没有骨样基质的形成。以往认为尤文肉瘤和原始神经外胚层瘤是不同的类型，目前根据分子和基因的检测结果认为这两种疾病是同一种高度恶性的肿瘤，同属于尤文肉瘤家族肿瘤。

尤文肉瘤家族肿瘤是由未分化的原始细胞组成的，病理学染色细胞呈现蓝色,所以这些细胞被称为“小圆蓝细胞”。尤文肉瘤家族包括骨尤文肉瘤、骨外尤文肉瘤、原始神经外胚层瘤(PNET)、周围神经上皮样瘤、Askin 肉瘤(胸壁 PNET)、非典型尤文肉瘤。

温馨提示

在所有骨的恶性肿瘤中，尤文肉瘤排在多发性骨髓瘤、骨肉瘤、软骨肉瘤、骨淋巴瘤之后。尤文肉瘤也是青少年第二好发的骨原发恶性肿瘤,仅次于骨肉瘤,并且是第一个 10 年组最常见的骨原发恶性肿瘤。WHO 统计，尤文肉瘤发病率占恶性原发骨肿瘤的 10%。

2 尤文肉瘤有什么发病特点？

尤文肉瘤多发于男性，男女之比为 2∶1，好发年龄为 5~30 岁，以 10~20 岁的发病率最高，其发病年龄较其他骨肿瘤患者更为年轻，在青少年骨肿瘤发病率中占第二位，是人体骨组织第三位好发的恶性肿瘤。白人多见，西方国家发病率较东方略高，白人发病率是黑人的十倍。

3 尤文肉瘤的好发部位是哪里？

一般来说，任何骨均可发病。长管状骨最多见，股骨最多，其次是胫骨和腓骨。另一个多发部位是扁平骨，骨盆、肋骨、肩胛骨等多见。

4 尤文肉瘤有什么临床表现？

主要症状为局部疼痛、肿胀，开始时疼痛常不剧烈，呈间歇性，活动时加剧，并逐渐加重，后变为持续性疼痛。位置表浅者，早期即可发现包块，有压痛，皮温高，发红。全身情况差，常伴有发热、贫血、白细胞计数增高。血沉增快，有时很类似急性血源性骨髓炎。更有特殊者应用抗生素后肿痛常减轻，体温可降至正常，继之症状重复出现。尤文肉瘤发展极快，早期即可发生广泛转移，累及全身骨骼、内脏及淋巴。

5 尤文肉瘤的病理学特征是什么？

在早期，肿瘤仍局限于骨内时，质地较坚实。一旦骨皮质被破坏而肿瘤侵犯软组织，则质地变柔软而脆弱。肿瘤外观为具有光泽的融合性圆形结节，呈灰白色。在发生继发性变化后可呈紫红色或因坏死而呈黄色。变性严重时可形成囊腔，内含液化的坏死组织。

显微镜下可见典型的瘤细胞，大小较一致，小而圆，没有清晰的胞质境界，紧密地聚集在一起的瘤细胞内有时可见典型的或不典型的有丝分裂象。银染色可见网状纤维常围绕大片瘤细胞，形成分叶状的间隔，很少穿插在瘤细胞之间，这是和骨的原发性网织细胞肉瘤（非霍奇金淋巴瘤）的重要鉴别点之一。用组织化学方法，如高碘酸雪夫(PAS)反应，可显示瘤细胞胞质内有大量糖原(在电镜下也已证实)。这一点可与网织细胞肉瘤和神经母细胞瘤鉴别。

6 尤文肉瘤如何确诊？应注意与哪些疾病相区别？

尤文肉瘤无论在临床上还是在X线诊断上，早期均比较困难，有时即使是活检，由于取材未包括癌细胞巢，确诊亦很困难，而且活检造成的肿瘤局部污染，对于后续处理不利。需要借助于CT、MRI、电镜、免疫组织化学、分子病理学，才能正确诊断。临床上出现局部疼痛、肿胀，全身情况变化迅速，经抗感染无效，或开始时有效、很快又出现无效者；疼痛间歇性，逐渐加重者；甚至有夜间痛，常伴有贫血、发热、白细胞计数增高、体重减轻、血沉加快者，应考虑本病。CT和MRI对病骨周围软组织肿胀及肿块边界比X线要优越很多，且MRI更为敏感。应注意与急性化脓性骨髓炎、淋巴瘤、嗜酸性肉芽肿、转移性成神经细胞瘤、骨肉瘤、骨髓瘤等相区别。

7 尤文肉瘤如何治疗？

尤文肉瘤是一种全身性疾病，恶性程度高，病程短，转移快。由于尤文肉瘤对放化疗非常敏感，其治疗主要采用新辅助化疗、手术、放疗、辅助化疗的综合治疗，使局限性尤文肉瘤的5年无瘤生存率可达到75%。目前，对尤文肉瘤的治疗包括全身治疗和局部治疗，全身治疗主要是联合化疗，局部治疗包括放疗和手术。

8 尤文肉瘤患者如何综合治疗？

目前，所有尤文肉瘤的治疗(包括软组织肿瘤和骨肿瘤)是一样的。规范、标准的一线治疗包括：14~17个周期的化疗，2种化疗方案交替；手术切除，常常包含肢体保留与假体修复重建外科手术；手术完全切除不可能的情况下，对原发灶进行6周的放射治疗。

尤文肉瘤是高度恶性肿瘤，最好坚持9个月至一年的治疗。虽然近30年来治疗结果有了明显的改善，但是对尤文肉瘤的治疗仍然是采取非常密集的治疗方式，治疗通常会持续1年。如果尤文肉瘤对“一线治疗”没有反应，还可以用其他药物尝试。如果以上这些治疗均没有效果，患者可能成为临床试验的候选人。

化疗药物如环磷酰胺等能明显提高生存率，化疗一个或者几个疗程后通常进行手术切除原发肿瘤。化疗能攻击任何潜在的转移的瘤细胞，此外术前化疗使医生有机会更好地计划自己的手术。术后根据肿瘤对于化疗药物的反应的病理检测，考虑术后进一步化疗。如果某些患者对化疗高度敏感，预后相对较好，根据尤文肉瘤的位置和程度，放疗可用于配合或取代手术。

(1)术前化疗。尤文肉瘤术前化疗是为了提高治疗效果，主要用阿霉素(ADM)+环磷酰胺(CTX)+长春新碱(VCR)的方案与依托泊苷(VP-16)+异环磷酰胺(IFO)的交替方案。

(2)手术切除+中等量放疗+化疗。目前有学者主张先进行联合化疗，肿瘤明显缩小后再施行大块切除、远端再植或用骨移植以及人工骨、关节修复缺损，术后对原肿瘤所在骨放疗，再辅以术后化疗。

(3)放疗+化疗。主要用于不能施行手术者，包括晚期患者。采用中等量或较大剂量的放疗加药物联合化疗。根据患者的具体情况，放疗+化疗可同时开始或先后应用。

(4)已播散的尤文肉瘤的治疗。只要全身情况允许，在给予支持疗法的同时，对骨原发病灶及转移灶给予放疗加联合化疗。

9 尤文肉瘤在什么情况下选择手术治疗？

随着化疗的发展，手术在尤文肉瘤的治疗上受到重视，化疗和手术及术后放疗的有效结合，大大改善了尤文肉瘤的预后。通常手术用于骨骺尚未闭合的尤文肉瘤患者的下肢病变，发生或易于发生病理性的骨折，以及非负重骨(如肋骨、锁骨、腓骨等)。手术目标是完全切除肿瘤且边缘阴性，如有可能，切除肿瘤应包括3cm以上的正常组织，达到显微镜下切缘无肿瘤。

10 尤文肉瘤复发或转移之后如何治疗？

尤文肉瘤复发或者转移，尤其是在疾病早期即出现复发或有局部或远处多

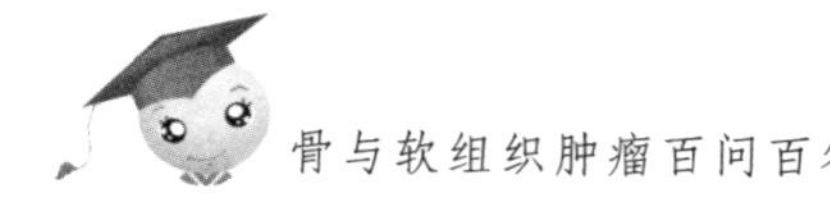

个转移灶的患者预后差。在疾病诊断2年以后复发，患者能行外科手术根治，且对大剂量化疗敏感则预后较好。

对于复发者的治疗应根据复发情况及既往的治疗来制订新的治疗计划。有研究认为联合运用环磷酰胺和拓扑异构酶抑制剂，以及单独应用拓扑异构酶对于复发患者有一定的疗效。目前也有实验在使用伊立替康和替莫唑胺。对于局部出现的病灶，放射治疗有一定的效果，而肺部出现的孤立病灶通常应选择手术切除。

温馨提示

对于尤文肉瘤复发或转移患者的治疗因人而异，医生会综合考虑患者的整体情况来制订一个最佳治疗方案。

11 尤文肉瘤的预后情况怎么样？

过去截肢或放疗的5年生存率仅为5%~15%；现手术联合放疗、化疗的5年生存率可达75%。尤文肉瘤的预后与下列因素有关：①年龄越小，发病越急，预后越差；②肿瘤位于躯干者比位于肢体者预后差；③发热、失血性贫血等全身情况越差，预后越差；④软组织肿块越明显，血沉越快，白细胞计数越高，预后越差。

脊索瘤

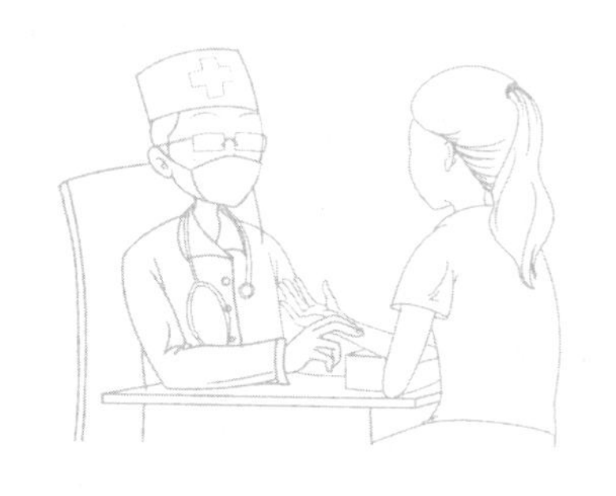

1 什么是脊索瘤？

脊索瘤是起源于中胚层脊索残余组织的恶性肿瘤。脊索是人体脊柱的原基，在胚胎3个月时脊索开始退化，仅椎间盘的髓核为残余的脊索组织。如果任何部位残留脊索组织，均可能发展形成脊索瘤。脊索瘤的生长虽然缓慢，且很少发生远处转移(晚期可转移)，但其局部破坏性很强，因肿瘤继续生长而危害身体，且手术后极易复发，故仍属于恶性肿瘤。

2 脊索瘤的发病特征及好发部位是哪里？

脊索瘤占原发性恶性肿瘤的1%~4%，可发生于任何年龄，多数30岁以后发病，以40~60岁多见，偶见于儿童和青年，男性多于女性。

脊索瘤好发于身体中轴的脊柱，两端多见，据统计约35%发生在颅底，55%发生在骶尾部，10%发生在其他椎体，因此脊索瘤一般分为颅型、脊柱型和骶尾型。肿瘤生长缓慢，到最后才发生转移，有报道肿瘤转移到肺部、眼睑等部位。

3 脊索瘤有什么临床表现(症状)？

脊索瘤发病的年龄多在中年以上，较多以骶尾部疼痛为首发症状。发生在骶尾部者，常以骶尾部疼痛为主要症状，肿瘤较大时，可出现便秘、小便障碍及下肢与臀部麻木或疼痛。骶管脊索瘤临床上查体时，可见骶部饱满，肛诊可触及肿瘤呈圆形、光滑，有一定弹性。

绝大多数椎管内脊索瘤在诊断之前往往经历了相关症状数月至数年。发生在椎管其他部位者，以相应部位局部疼痛为常见症状。典型的颈椎脊索瘤在临床上多表现为咽旁肿物。发生在胸椎者，肿瘤可侵犯相应部位椎体结构，经过椎间孔突入胸腔，破坏肋间神经可引起节段性灼性神经痛，甚至可引发肺部胸膜刺激症状。

温馨提示

发生在斜坡下端及颅颈交界处者，常以头痛、枕部或枕颈交界区域疼痛为常见症状，头部体位改变时可诱发症状加重。

4 脊索瘤的病理学特征是什么？

脊索瘤的组织学特点之一是分叶状生长方式。外观分叶状光滑结节，质脆，白色半透明胶冻状，含大量黏液，伴广泛出血时呈暗红色。瘤体边缘常呈分叶状或结节状，表面有一层纤维组织包膜，一般不穿破进入邻近脏器。镜下见肿瘤细胞较小，立方形、圆形或多角形，胞膜清楚，胞质量多，红染，常见空泡，空泡大者可达到一般细胞体积的几十倍，即所谓“大空泡细胞”。胞核圆形或卵圆形，位于中央。细胞排列成条索状或不规则腺腔样，其间为黏液。偶见核大深染细胞、多核细胞和核分裂细胞。根据显微镜下表现，常有普通型(经典型)、软骨样、去分化型 3 个亚型，普通型最常见。

5 脊索瘤如何诊断？需要与哪些疾病相区别？

脊索瘤的准确诊断，依赖于临床表现、影像学检查、病理学检查的结合。医生会根据患者的具体情况选择检查项目。典型的脊索瘤位于身体中轴骨骼，影像学上显示是孤立的、中央的、溶骨性和破坏性病变，几乎总能看到软组织肿块和骨屑构成的不规则薄壳，可能为广泛肿瘤坏死引起的基质钙化。瘤体内可出现钙化，尤其是骶骨脊索瘤。常用的检查包括 X 线、CT、MRI 及骨扫描。

脊索瘤、骨巨细胞瘤和神经源性肿瘤是骶尾部常见的三大肿瘤，它们有相似的临床症状、体征，X 线检查结果类似，容易混淆。骨巨细胞瘤有以下特点：多见于 20~40 岁青壮年，好发于上位骶骨，肿瘤呈明显偏心性生长，X 线片为膨胀性骨破坏，皂泡样改变。神经源性肿瘤的特点为：肿瘤起源于神经组织，肿瘤的破坏区域围绕神经孔，X 线片上可见神经孔变大或消失，病变周围有明显硬化骨。但是，肿瘤性质的最终确诊依赖于临床、影像学及病理检查三者结合。

6 脊索瘤的影像学检查有何表现？

(1)X 线检查。X 线片显示肿瘤以溶骨性破坏为主，位于骶、尾椎的肿瘤自

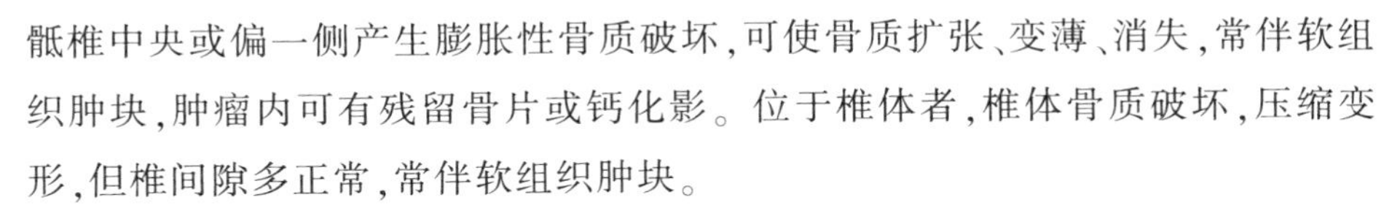

骶椎中央或偏一侧产生膨胀性骨质破坏，可使骨质扩张、变薄、消失，常伴软组织肿块，肿瘤内可有残留骨片或钙化影。位于椎体者，椎体骨质破坏，压缩变形，但椎间隙多正常，常伴软组织肿块。

(2)CT 检查。对于脊索瘤大小、范围、向骨内及骨外侵犯扩展情况的显示，用 CT 和 MR 比 X 线片要好，对骨质破坏、瘤内钙化及残留骨片的显示 CT 较好。

(3)MRI 检查。MRI 对脊索瘤破坏颅底、斜坡、椎体、骶骨骨质具有特殊优势，尤其对早期脊索瘤和“横板征”的显示更明显优于 X 线片和 CT。MRI 检查见破坏区软组织肿块影内部分有分节影，呈 1~3 条横线，可能是残留椎间盘包埋其中，此征象少见于骶骨的其他肿瘤，对鉴别诊断颇有帮助。值得提示的是 MRI 可以区别肿瘤类型，一般经典脊索瘤比软骨型脊索瘤呈更长的 T1 和 T2 信号。

(4)ECT。骶骨脊索瘤的骨扫描检查常为冷结节。检查时要除外重叠的膀胱阴影，为此检查前应使膀胱排空或做侧位扫描。

7 脊索瘤该如何治疗？

由于脊索瘤发展缓慢，较少出现转移，手术彻底切除肿瘤是理想的治疗方法。手术的治疗原则为：彻底切除肿瘤，恢复和重建脊柱的稳定性。

单纯以手术治疗很难治愈脊索瘤，因为起源于骨的肿瘤，通常就排除了全切除的可能性，即使在肿瘤根治性切除后，肿瘤复发率仍很高。平均来看，在第一次手术治疗及放疗后，2~3 年便会第一次复发。虽然有极少数作者报告脊索瘤术后最短者 1 个月内即可以复发，究其主要原因，可能与残余的微小肿瘤进行性生长有关。

脊索瘤对放疗不敏感，反应较慢，但放疗对减少神经系统症状和控制肿瘤疼痛有一定效果，对于不能手术、多次复发、尚未彻底切除者，可以试用放射疗法。脊索瘤一般化疗无效，目前国际、国内关于脊索瘤化疗的报道并不多见，转移的患者可考虑化疗。总体上，骶骨脊索瘤 5 年生存率达 70%左右，肿瘤局部复发率较高。

骨平滑肌肉瘤

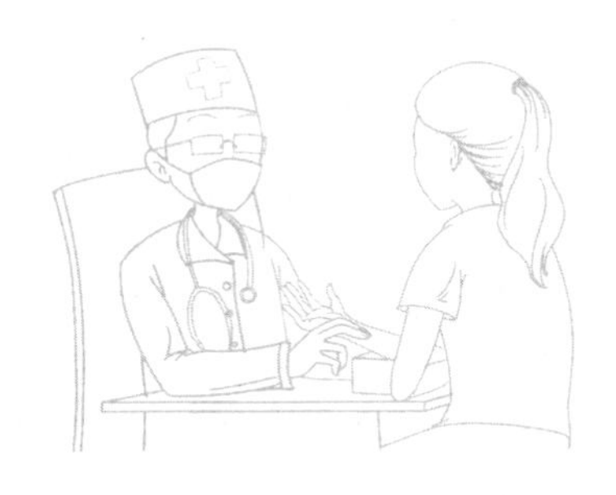

1 什么是骨平滑肌肉瘤？它有什么临床表现及该如何治疗？

骨平滑肌肉瘤是一种恶性梭形细胞肉瘤，经免疫组织化学和电镜证实有平滑肌性质，极罕见，约占骨原发性肿瘤的0.06%，占恶性骨肿瘤的0.14%。

骨平滑肌肉瘤可以在任何年龄发病，平均发病年龄为44岁，男性患病率略高。病变部位最多见于下肢长骨的干骺端，尤其是膝关节附近，其次好发于颅面骨，也可见于肩胛骨。

疼痛为最多见的临床表现，在确诊前可持续2周到1年，约15%的患者可出现病理性骨折。其次为肿块及病理性骨折，部分有周围结构压迫症状和转移部位症状。

骨平滑肌肉瘤具有侵袭性，容易复发和转移，预后差。以手术治疗为主，可行广泛切除并结合放疗、化疗。5年内约50%的患者有肺部转移。

2 骨平滑肌肉瘤的影像学表现如何？

骨原发性平滑肌肉瘤是非常少见的恶性肿瘤，无特征性影像学表现，可有以下表现：①中心性、囊性、多房性、膨胀性骨质破坏，病变边缘清楚；②边缘不整齐的溶骨性地图样骨质破坏；③边缘不整齐的渗透性、虫噬样骨质破坏，皮质破坏后，穿透骨皮质引起三角形或放射状骨膜反应，并侵入软组织形成肿块；在溶骨性破坏区内可有程度不等的斑点或条状钙化影（考虑为骨梗死所致）。

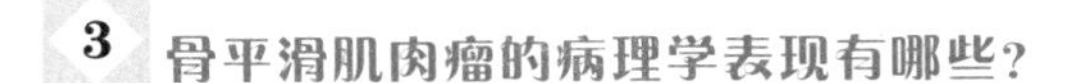

3 骨平滑肌肉瘤的病理学表现有哪些？

大体表现跟软组织平滑肌肉瘤相似。肿瘤大小不一，切面呈灰白色或暗红色，质硬或脆，呈鱼肉状，有局灶性坏死和囊性变。大部分肿瘤穿透皮质，累及软组织，肿块多为结节状，质嫩，呈鱼肉样。病变处骨皮质扩张、变薄，部分突破骨皮质向肌肉浸润性生长，形成多个小结节。

骨平滑肌肉瘤组织学检查和发生于其他部位的平滑肌肉瘤是一样的，肥胖多形性的梭形肿瘤细胞呈束状排列，部分区域有特征性的车辐状排列。分化不良者核分裂象多见。可见多核巨细胞，间质有出血、坏死及炎细胞浸润。

骨纤维肉瘤

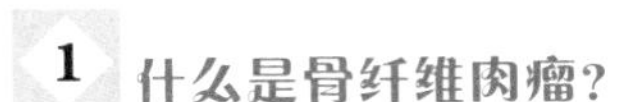

1 什么是骨纤维肉瘤？

骨纤维肉瘤是发生于骨内纤维组织（中央型）或骨膜纤维组织（骨膜型）的原发性骨肿瘤，是一种成纤维细胞分化的恶性梭形细胞肿瘤。病理学上，无论是原发瘤或转移灶内都无成骨现象，加上其具有均一的梭形成纤维细胞的特点，使纤维肉瘤得以与骨未分化多形性肉瘤（恶性纤维组织细胞瘤）和成纤维细胞型骨肉瘤（普通型骨肉瘤）区分开来。

大部分骨纤维肉瘤病因不清，但有一部分骨纤维肉瘤继发于以下疾病：Paget病、骨巨细胞瘤、骨梗死、慢性骨髓炎、骨纤维结构不良。

2 什么是纤维组织？

纤维组织是人体的构成成分之一，同时也是许多生理过程的重要部分。器官、人体系统中，纤维组织的数量和质量是千差万别的。纤维组织主要由胶原蛋白、黏多糖和糖蛋白构成。胶原纤维的数量和物理排列决定了组织的性质。密集而紧密排列的胶原纤维平行排列，使得肌腱能够传递从肌肉到骨骼的巨大力量，同时也赋予瘢痕结实耐用的特点。纤维组织功能的多样性取决于多样的成分及其排列结构。

成纤维细胞由间叶细胞衍生而来，遍布全身，主要负责生产胶原蛋白，成纤维细胞也合成黏多糖、糖蛋白以及网状及弹性纤维。成纤维细胞在组织工程及再生方面的潜能，激发了研究者对其继续探索的兴趣。

3 什么是纤维肉瘤？

纤维肉瘤是一种起源于间叶细胞的恶性肿瘤，组织学上主要是由于成纤维细胞过度分裂失去控制形成的，可以侵犯局部组织并且迁移到身体的远处部位（转移）。

温馨提示

仅有大约5%的原发骨恶性肿瘤是纤维肉瘤，发病率非常低，大约为200万人中有1人被诊断为纤维肉瘤。

4 骨纤维肉瘤的发病特点是什么？

骨纤维肉瘤是一种相对少见的恶性骨肿瘤，不足骨肿瘤的5%。骨纤维肉瘤好发于青壮年，但可发生于任何年龄，以30岁年龄组多见；性别差异不明显，男性略多于女性；最常累及长管状骨的干骺端，近50%的病例发病于股骨远端和胫骨近端的干骺端。疼痛和肿胀是最常见的症状。

5 骨纤维肉瘤有哪些症状？

主要症状是局部疼痛及肿块。疼痛一般不重，肿瘤体积一般较大，多表现为缓慢生长，也可表现为快速的侵袭性生长，与肿瘤的分化程度一致。肿块一般质地硬韧，表面光滑，皮下静脉充盈，有的部位软化甚至破溃。骨纤维肉瘤易合并病理性骨折，肿瘤向软组织内生长，可形成巨大肿瘤，有 1/3 的病例常合并病理性骨折。

6 哪些人容易得骨纤维肉瘤？骨纤维肉瘤的危险因素有哪些？

骨纤维肉瘤可以发生在各个年龄段，以 30~60 岁为主。在老年患者中，纤维肉瘤通常被认为继发于良性骨病，如内生软骨瘤（良性软骨肿瘤）、骨纤维异样增殖症、慢性骨髓炎、骨巨细胞瘤、骨纤维结构不良。骨纤维结构不良等孤立病变更易恶化。下颌、股骨和肋骨常发生恶性病变。新发的疼痛和（或）肿胀是骨纤维发育不良发生恶性转化最常见的症状。不幸的是，这些病例预后很差。

温馨提示

以往文献报道放射治疗，佩吉特病、骨坏死或者骨折后手术治疗都会发生骨纤维性病变。已知的恶性肿瘤如低级别软骨肉瘤也可能引起继发的纤维肉瘤。

7 骨纤维肉瘤有哪些病理学特点？

（1）大体检查。骨纤维肉瘤是一种破坏性、浸润性病变，其大小为 1.5~20cm。肉眼所见与肿瘤的大小及分化程度有关。分化好的肿瘤较分化差的更富有胶原纤维，其内容可以是白色或灰白色坚实的橡皮样物。分化差的骨纤维肉瘤是软的，其内容为鱼肉样和有黏液病灶。大多数骨纤维肉瘤其瘤体是均匀一致的，但是非常大的肿瘤可以有出血和坏死区。可以有假性包膜，使其与病骨分开。

（2）显微镜检查。组织学检查可将骨纤维肉瘤分为：分化好的、分化中等的、分化差的肿瘤，或是将其分为Ⅰ~Ⅳ级，级数越高代表分化越差。肿瘤分级、分类的标准是客观的，由细胞数、有丝分裂活动、胶原的产生、核的形态及全部组织类型进行综合评价。大多数骨纤维肉瘤属中等度恶性或是分化差的类别，恶性程度高的患者生存率低。

分化好的骨纤维肉瘤由长方形和梭形细胞组成，细胞形态和大小尚一致，呈束状排列，间质中有较多的胶原纤维，核分裂仅偶尔见到。分化较差的骨纤维肉瘤中细胞数目增加，细胞排列紧密，相应的胶原含量减少，核分裂活动增加。在分化差的骨纤维肉瘤中常有坏死及出血。

8 诊断骨纤维肉瘤需要做哪些检查？

(1)X线片。X线检查简单、易操作、价格低廉，却可以提供大量有用信息。X线片会反映受影响区域以及包含肿瘤的整个骨区域，如膝关节周围及髋关节周围。此外，由于骨破坏可以发生于任何位置，X线片可以观察整个骨的多个位点，对于准确评估病变很有必要，因为肉瘤通常呈跳跃性病变，即同在一种骨上，且和原发病灶不连续。

(2)MRI。MRI能帮助确定肿瘤侵犯骨髓和软组织的程度。MRI可以观察肿瘤、神经和血管走行关系，这对于制订手术方案是必要的。检查实体肿瘤时需要使用对比剂，这样可以对比并识别血管，以区分正常组织和肿瘤。肿瘤侵犯骨髓时，常超过X线片所示的范围，需要查整个骨MRI成像。不连续的“跳跃”病变可以出现在同一个骨骼，磁共振可以检测到。

(3)CT。CT上肿瘤病灶呈软组织密度，如有坏死呈低密度。CT显示骨外病变优于X线片。

(4)ECT。ECT可用于识别其他骨骼有无病变。肿瘤如骨纤维肉瘤吸收核素，通常表现为“热”区域。骨骼扫描如为阳性，则需要进一步检查受累区域。

(5)切除标本的病理检查。是决定诊断是否成立的最可靠手段。

9 骨纤维肉瘤容易与哪些疾病混淆？如何区别？

骨纤维肉瘤的准确诊断，依赖于临床表现、影像学表现、病理学表现等的结合。医生会根据患者的具体情况选择检查项目。骨纤维肉瘤需与下列疾病相区别：①骨未分化多形性肉瘤（恶性纤维组织细胞瘤）；②成纤维细胞型骨肉瘤；③纤维组织增生性纤维瘤；④去分化软骨肉瘤；⑤骨巨细胞瘤；⑥骨的淋巴瘤；⑦转移性骨肉瘤。

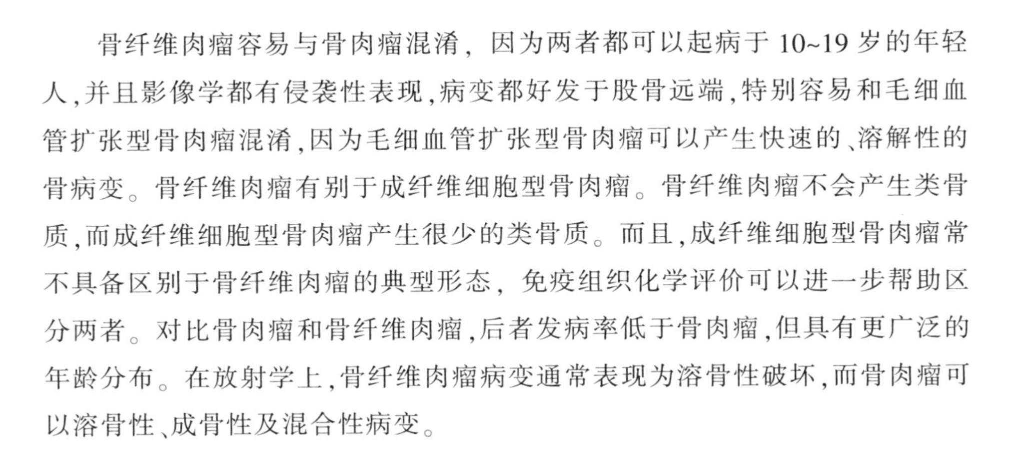

骨纤维肉瘤容易与骨肉瘤混淆，因为两者都可以起病于10~19岁的年轻人，并且影像学都有侵袭性表现，病变都好发于股骨远端，特别容易和毛细血管扩张型骨肉瘤混淆，因为毛细血管扩张型骨肉瘤可以产生快速的、溶解性的骨病变。骨纤维肉瘤有别于成纤维细胞型骨肉瘤。骨纤维肉瘤不会产生类骨质，而成纤维细胞型骨肉瘤产生很少的类骨质。而且，成纤维细胞型骨肉瘤常不具备区别于骨纤维肉瘤的典型形态，免疫组织化学评价可以进一步帮助区分两者。对比骨肉瘤和骨纤维肉瘤，后者发病率低于骨肉瘤，但具有更广泛的年龄分布。在放射学上，骨纤维肉瘤病变通常表现为溶骨性破坏，而骨肉瘤可以溶骨性、成骨性及混合性病变。

10 骨纤维肉瘤该如何治疗？预后如何？

对于肿瘤比较局限、侵犯软组织较少、分化较好的骨纤维肉瘤可行广泛切除，疗效较好。术后局部复发者，须再行手术治疗。对分化不良的肿瘤宜采用截肢术。

骨纤维肉瘤对放射治疗并不敏感，但可用于围术期辅助治疗，包括位于中轴骨的间室外高分级肿瘤以及经瘤切除和边缘切除的肿瘤，放疗剂量为5000 cGy左右。对于间室外高分级肿瘤以及已有转移的病例可行化疗。

温馨提示

骨纤维肉瘤预后在很大程度上依赖于组织学分级。纤维肉瘤除易发生肺转移外，常转移到骨骼、其他内脏及局部淋巴结。低分级纤维肉瘤的10年生存率约为80%，高分级的纤维肉瘤患者5年生存率为35%~40%。影响生存率的主要因素包括年龄、肿瘤位置和分级，年龄大于40岁，肿瘤位于中轴骨，肿瘤分化不良提示预后差。没有数据表明肿瘤大小和预后相关。广泛切除和根治切除5年的局部控制率分别为93%和100%。

骨未分化多形性肉瘤

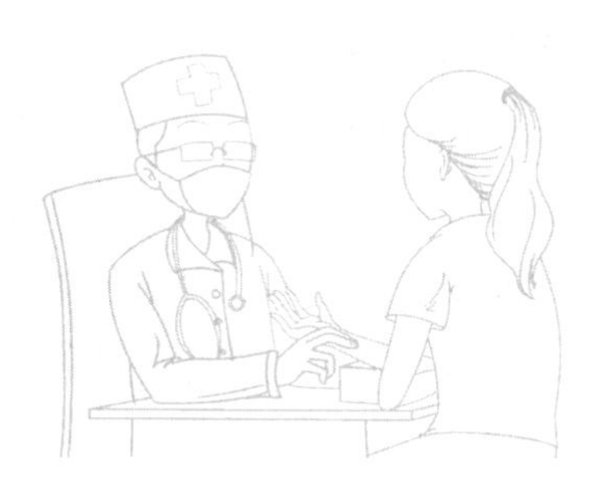

1 什么是骨未分化多形性肉瘤？

骨未分化多形性肉瘤少见。该瘤在X线上以溶骨性破坏为主要改变，类似溶骨性骨巨细胞瘤或纤维肉瘤，在骨形成区域里表现为类似棉球状或积云状改变。该瘤在组织学上的特点是多形性的梭形细胞和巨细胞，其中有很多稀奇古怪的细胞核，故有的病理学家曾使用多形性未分化骨肉瘤的名称。

2 骨未分化多形性肉瘤该如何治疗？

骨未分化多形性肉瘤为高度恶性肿瘤，治疗方法目前是采用与骨肉瘤相似的治疗方案，即新辅助化疗、手术、辅助化疗的综合治疗方案。手术采用广泛切除或根治性切除。放射治疗一般无效，仅可试用于不能手术者。此肿瘤为高度恶性，预后差。

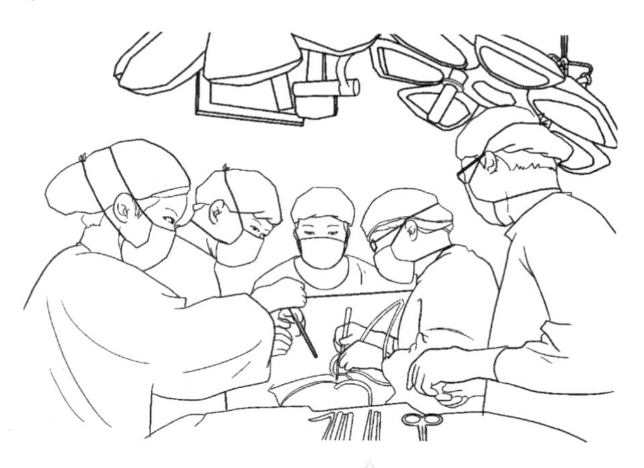

骨巨细胞瘤

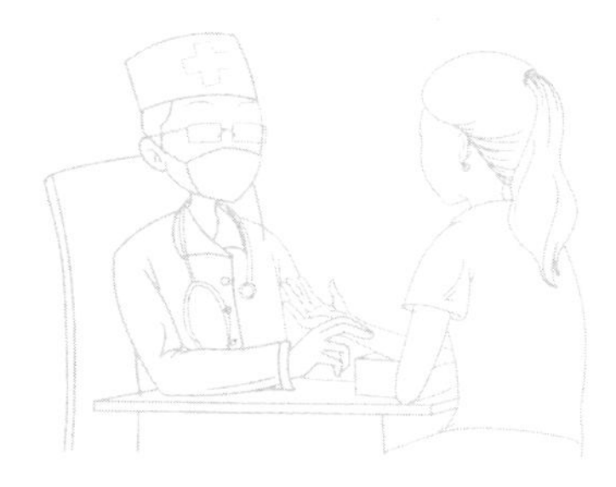

1 什么是骨巨细胞瘤？

骨巨细胞瘤是具有局部侵袭性的良性肿瘤，是常见的原发性骨肿瘤之一，由肿瘤性单核细胞和其间散在分布的大破骨细胞样巨细胞构成。此瘤生长活跃，对骨质侵蚀破坏性大，如得不到及时妥善的治疗，可造成严重残疾，少数病例可因转移而致命。

也有人认为骨巨细胞瘤是一种潜在恶性的肿瘤。此肿瘤既非完全良性，也非完全恶性，而是介于这两个极端之间。其侵袭程度表现不一，有的巨细胞瘤经过相对简单的手术就可获得长久的控制，而有的巨细胞瘤却可出现播散转移。

对骨巨细胞瘤患者而言，通过分析其临床、影像和组织学表现来判断预后是很困难的，并且也是很不确定的。一般认为，该肿瘤具有较强的侵蚀性，对骨质有很大的溶蚀破坏作用，可穿过骨皮质形成较大的软组织包块；采用通常的刮除法复发率甚高；少数病例可出现局部恶性变或肺转移，但肺转移灶常生长缓慢甚至不需要治疗，即所谓的良性转移。基于上述特征，多数学者将其列为低度恶性或潜在恶性的肿瘤。美国骨骼肌肉肿瘤学会在骨肿瘤外科分期系统中将骨巨细胞瘤正式列为低度恶性肿物。

2 骨巨细胞瘤的流行病学有什么特点？

骨巨细胞瘤约占原发性骨肿瘤的4%~5%，在所有的骨原发性良性肿瘤中大约占20%。骨巨细胞瘤最常见于20~40岁，另一个高峰年龄为55~65岁，女

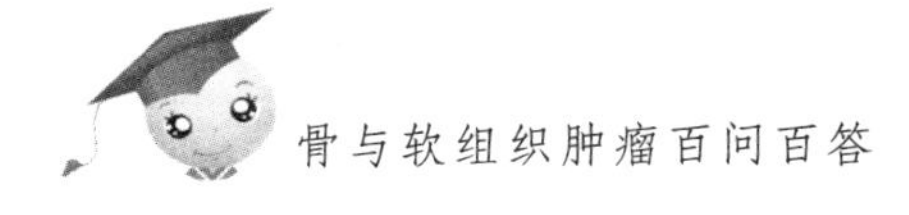

性稍多见,没有显著的种族差异。

3 骨巨细胞瘤常见的发病部位是哪里?

骨巨细胞瘤多为单发病变,常见部位是长骨的骨端,最常见的部位是股骨远瑞、胫骨近端、桡骨远端,也可见于骶骨、胫骨远端、肱骨近端、股骨近端和腓骨近端。

温馨提示

骨巨细胞瘤的原发部位几乎都发生在长骨末端，随着病灶的扩大逐渐侵及干骺端。假如病变局限于干骺端而不波及骨骺,则患骨巨细胞瘤的可能性小。

4 骨巨细胞瘤的临床表现有哪些?

骨巨细胞瘤的临床表现无特异性，当病变破坏骨皮质并刺激骨膜时或当骨的强度下降即将出现病理性骨折时,可以产生临床症状。同大多数骨肿瘤一样,往往因局部的肿胀和疼痛而发现。

(1)症状。临床症状的程度不一,一般与就诊时肿瘤的大小无关。有的患者因病理骨折而就诊,就诊时已有大范围的骨破坏。

- 疼痛:早期多见,一般不剧烈。产生的原因是肿瘤生长髓内压力增高。发生于脊椎者,肿瘤可压迫神经或脊髓,产生相应的神经放射痛或截瘫。少数患者可因病理性骨折而就医。
- 局部肿胀、肿块:出现迟于疼痛症状,肿胀一般较轻,由骨壳膨胀性改变及反应性水肿所致。如病变穿透骨皮质,形成软组织内肿物,则肿胀明显。肿胀逐渐缓慢增大,有时迅速增大,多为肿瘤内出血所致。
- 关节功能障碍:长骨骨端肿瘤的局部浸润反应可造成关节功能障碍。肿瘤很少穿破关节软骨，但可造成关节面的塌陷或薄弱，有时肿瘤体积较大,范围超过关节,但X线片所见其关节软骨面尚完整,这也是该肿瘤的特点之一。

 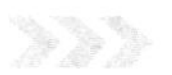

(2)体征。

- 局部皮温升高,静脉显露:病灶局部充血,特别是骨皮质破坏,形成软组织内肿块时,皮温增高明显,这与该肿瘤血液丰富有关。

- 局部肿物:骨壳完整且较厚时,触及硬韧的肿物,薄的骨壳可有弹性。骨壳破坏或无骨壳者,呈囊性肿物。有时肿瘤呈现搏动,提示肿瘤充血明显。

- 功能障碍:发生于脊柱的骨巨细胞瘤,可引起椎体压缩性骨折、脊髓损伤及截瘫。位于骶骨者可引起骶区疼痛、马鞍区麻木及大小便障碍,肛门指诊可扪及骶前肿物。

5 骨巨细胞瘤有哪些病理学特点?

骨巨细胞瘤的肉眼观:肿瘤组织为淡红色脆弱的肉芽样组织,因出血可呈暗红色。其中常混以坏死组织,瘤内有大小不等的囊腔形成,内含少量血性或棕黄色液体,腔内覆以光滑的薄膜。

镜下表现:可见形状一致的短梭形、圆形或椭圆形间质细胞和散在的多核巨细胞,巨细胞胞核相似。

6 骨巨细胞瘤如何诊断?需与哪些疾病相区别?

骨巨细胞瘤患者多为20~40岁的成年人,病变在膝关节周围,肿胀、疼痛。X线表现为骨端偏心性膨胀性溶骨性破坏,呈肥皂泡状。镜下为基质细胞和多核巨细胞。

需与以下疾病相区别

- 骨囊肿。骨囊肿多发于青少年骨骺未愈合以前的干骺端,呈对称性膨胀,分隔较少。
- 软骨母细胞瘤。软骨细胞瘤好发于20岁以下者的长骨骨骺部,瘤内常有钙化,房隔较少,边缘较清晰。
- 非骨化性纤维瘤。非骨化性纤维瘤多见于青少年,好发于长管状骨骨干,偏心性生长,多沿长轴发展,边缘清晰,有硬化边。

7 骨巨细胞瘤的X线检查有何表现?

X线显示病变多位于长骨骨端,呈偏心性溶骨性破坏,一般情况下,病变边界较清楚,呈膨胀性改变。病灶周围一般有反应性薄层骨壳存在,骨壳内壁可有骨嵴突出于病灶内,形成X线下所谓"分叶状"或"皂泡样"的改变。肿瘤可破坏或突破骨皮质,进入周围软组织,形成软组织内肿块。骨巨细胞瘤没有钙化肿瘤基质,常可伴病理性骨折。位于骶骨的骨巨细胞瘤,病变往往是偏心性的,且常累及一侧骶髂关节,而脊索瘤往往位于骶骨中央。位于脊椎部位的骨巨细胞瘤病变易累及椎体及椎弓根,脊柱后凸继发于椎体塌陷。累及脊椎前部结构是骨巨细胞瘤的特点,而动脉瘤样骨囊肿、骨母细胞瘤常破坏脊椎后部结构。

8 骨巨细胞瘤的CT检查有何表现?

CT检查对确定肿瘤边界方面超过X线片。肿瘤呈偏心性膨胀性溶骨性骨质破坏,瘤组织CT值与肌肉相近,肿瘤无边缘硬化,伴边界清楚,病灶内偶有骨性间隔或假性骨性间隔存在,可伴有继发性动脉瘤样骨囊肿,从而出现液体平面。CT检查能显示肿瘤的范围和皮质破坏区。

9 骨巨细胞瘤的MRI有何表现?

MRI是骨巨细胞瘤很好的成像方法,肿瘤多表现为偏心性膨胀性溶骨性骨质破坏,T1加权像呈低或等信号,T2加权像表现为高信号或混杂信号,部分可见液平面。肿瘤髓内部分在T1加权像上显示最好,骨外部分T2加权像上显示为佳。绝大多数病变由数量不等的存活组织和坏死组织混合构成,这样病变内部MRI信号不均匀,高信号和低信号区相间存在。MRI在显示骨外侵犯及关节累及程度方面具有优势,而CT对于观察骨皮质破坏及反应性骨壳具有优势。MRI及CT对早期发现肿瘤的复发非常有用。

10 骨巨细胞瘤该如何治疗?

手术治疗为首选,包括:①肿瘤内切除(刮除),直视下彻底刮除肿瘤及内

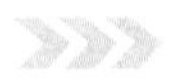

壁，选择辅助的灭活手段处理残腔，在残腔内注入骨质材料或者骨水泥；②边缘切除和局部切除，大块地切除病变及部分正常骨质，然后重建；③广泛的瘤段切除后重建，大段切除瘤段骨并使用生物学重建、人工关节等方法重建；④截肢，目前很少使用。

骨巨细胞瘤行刮除者约有 30%在 2 年内复发，50%在 5 年内复发。所有复发患者中 90%发生在 5 年内。因此 5 年以后的局部复发应考虑有恶性变的可能。经 1 次手术而治愈者仅占 1/3，经 2 次手术治愈者亦为 1/3，其余 1/3 则经 3~5 次手术才得根治。

若希望 1 次手术获得治愈，必须采取根治性手术，即彻底切除肿瘤，包括适量正常组织的大块切除术。彻底刮除和植骨后的病变第 1 年的复发率为 20%~30%，第 5 年的复发率上升至 50%，约有 10%的骨巨细胞瘤转为恶性。这说明对大多数骨巨细胞瘤来说刮除和植骨的治疗方法是不太合适的，对躯干骨的巨细胞瘤经刮除和植骨后其预后比肢体骨者为优。经刮除而反复复发的病例，有恶性可能，需采用较彻底的手术方法。

对原发恶性巨细胞瘤或恶变的肉瘤者需做广泛切除。肿瘤病变范围广泛或已侵入软组织内节段切除后难以重建肢体功能或不能达到根治要求者，须考虑截肢。放射治疗后发生肉瘤变的机会较多，只有在人体的某些部位不适宜手术时才可谨慎选择。

骨转移瘤

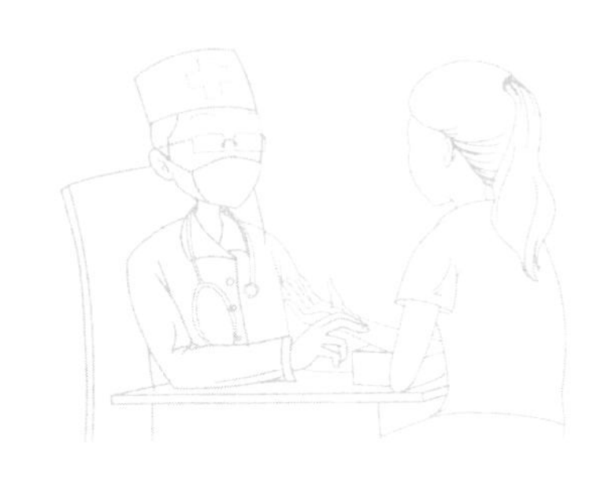

1 什么是骨转移瘤？

骨转移瘤是由于身体其他部位肿瘤（即原发肿瘤）经血行转移到骨骼，使

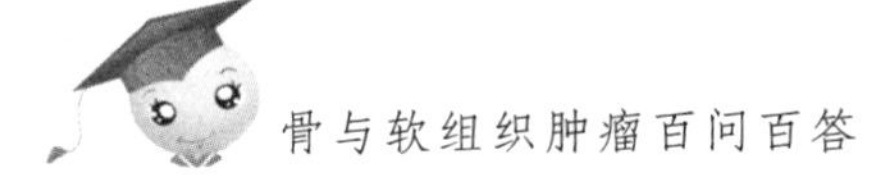

骨骼正常结构遭到破坏,造成骨骼疼痛或骨折。

2 骨转移瘤好发在哪些部位?

发生于骨转移瘤的部位以中轴骨及下肢为多,发生于脊柱的骨转移瘤最多,其次为骨盆和下肢长骨,膝、肘关节较少见。

3 哪些肿瘤容易骨转移?

在肿瘤中,乳腺癌、前列腺癌、甲状腺癌、肺癌、肾癌、肝癌等容易发生骨转移,骨转移瘤的75%来自于上述部位。女性患者中,乳腺癌最易发生骨转移;男性患者中,肺癌和前列腺癌易发生骨转移。

4 骨转移瘤的临床表现有哪些?

骨转移瘤的临床表现多样,常以骨痛、软组织肿块、病理性骨折为主。其中骨痛最具特征,常表现为持续性疼痛,夜间及休息均无缓解,继而出现进展性骨破坏,活动时加剧,有时可能出现突发性疼痛加重,需考虑病理性骨折。

5 什么是病理性骨折?有哪些临床表现?

由于转移性骨肿瘤或者原发性骨病变导致骨正常结构受到破坏,自然状态或者稍有外力作用便出现骨折,即病理性骨折。病理性骨折依据骨折位置及性质不同,症状各异,常见的症状和特点与普通骨折相似,如异常运动、疼痛、畸形。发生在脊柱的病理性骨折,可因压迫脊髓出现截瘫症状。

6 应如何预防病理性骨折?应怎样适度活动?

预防病理性骨折的主要方法是积极治疗原发肿瘤,减少活动量,避免剧烈运动,行外固定或预防性内固定。病理性骨折的高危患者,可使用外固定支具固定后再活动,以减少骨折发生。

7 诊断骨转移瘤主要有哪些方法?

骨转移瘤的诊断需要具备两项基本条件:一是诊断原发恶性肿瘤;二是影像学及病理学诊断骨转移。影像学诊断检查包括以下几种:X线、CT、MRI、ECT(骨扫描)、PET-CT,骨转移瘤的最终诊断结果要由病理学证实,并明确转移瘤的性质及原发恶性肿瘤。

8 PET-CT检查时需要注意什么?

PET-CT是骨转移癌患者常用的检查方法。为保证检查顺利进行,要求提前30分钟到达检查中心;检查时需携带病历、病理、化验及影像学相关资料,具体情况可提前咨询主管医生;检查当天需禁食、禁饮(水除外)至少4~6小时,葡萄糖及肠外营养液输入应同时停用至少10~12小时,48小时内禁服二甲双胍类药物,其他降糖药、心脑血管药及止疼药可正常服用。

温馨提示

完成整个检查过程要1.5~2小时,显影时需保持相对固定的姿势15~20分钟。检查过程中切勿移动身体,以免影响检查结果。因疼痛无法保持固定姿势者,需与主管医生联系,提前给予止疼药。对于不能自控的婴幼儿,家属需提前准备好催眠药。检查前取出衣物内金属物品(如钥匙、首饰、腰带扣、拉链、硬币等);检查后尽量多饮水,以促进显像剂排出。

9 如何发现有无骨转移瘤?

骨转移瘤多由原发肿瘤病灶转移而来,因此诊断原发肿瘤的患者应规律随访及复查,若出现腰腿痛及骨痛等不适时应及时就诊,以便及早诊断并进行治疗。

10 发生病理性骨折该怎么办?

发生病理性骨折首先要制动,不要随意搬动。拨打120急救电话,评估患者的生命体征,优先处理危及生命的并发症(休克、大出血等)及内脏伤(颅脑、胸、腹、骨盆等),待病情稳定后再处理骨折,但骨折局部应予临时固定。

11 怎么区分普通腰腿痛和骨转移瘤的疼痛?

普通腰腿痛多因外伤、扭伤、负重、长期受寒潮侵袭引起,常见于急性腰扭伤、腰肌劳损、腰骶劳损、骶髂劳损、腰椎间盘突出等。大多数患者会出现腰部或脊柱活动受限,且久坐或长时间弯腰时疼痛加剧,部分患者晨起可出现腰腿部发僵症状。一些患者局部疼痛点被封闭治疗后,疼痛症状可明显减轻或消失。

骨转移瘤患者以夜间疼痛和静息痛为主,因癌肿转移位置不同而出现特征性疼痛症状。如肿瘤转移至胸椎中段时,可产生围绕胸背部呈束带状的放射性疼痛;肿瘤转移至腰椎时,可产生一侧或两侧骶髂骨、髂前上棘和腹股沟部位的放射痛;肿瘤侵及骶骨时,可引起下腰部或骶尾部疼痛,可放射到会阴及肛周。骨转移瘤疼痛用普通止痛药无法缓解,需要到医院就诊治疗。

12 脊柱骨转移瘤容易出现脊髓压迫症状吗?

脊柱转移瘤患者因骨质破坏严重易出现压缩骨折、肿瘤突入椎管等情况而出现脊髓压迫症状,有时表现为神经根受压症状。早期出现感觉和运动功能异常,随病程进展,最终将导致脊髓功能丧失,出现受压平面以下运动、反射、感觉、括约肌功能以及皮肤营养障碍。

13 肿瘤发生骨转移的患者还能活多久?

骨转移瘤患者的生存期主要由患者病情、骨转移瘤部位以及原发肿瘤诊疗效果决定。大部分患者经治疗后生存期相对延长,如43%的前列腺癌骨转移患者和25%的乳腺癌骨转移患者,生存期超过5年。甲状腺癌骨转移的患者也可长期生存。

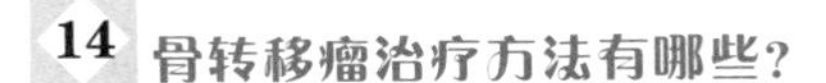

14 骨转移瘤治疗方法有哪些？

骨转移瘤的治疗主要包括手术治疗(如病变刮除加骨水泥填充、内固定、假体置换术等)、放射治疗。而其原发病的治疗可能需要手术、放疗、化学治疗、内分泌治疗、靶向治疗、生物免疫治疗、中医药治疗等综合治疗,骨转移瘤患者的预后与原发肿瘤的治疗密切相关。

温馨提示

原发肿瘤治疗疗效好且骨转移瘤为单发者，应积极进行手术治疗，以提高患者的生活质量。原发肿瘤治疗不佳者,应避免较复杂的外科手术，可考虑非手术治疗。

15 骨转移瘤术前准备有哪些?

(1)皮肤准备。骨转移瘤手术的皮肤准备要高于一般手术,要求术前两天开始,每日两次使用抑菌消毒剂对皮肤进行深度清洗,术日晨深度清洗后还需使用消毒液(如2%的氯己定)进行术区皮肤消毒。

(2)胃肠道准备。术前一日午餐常规进食,忌油腻;晚餐进流食;术前6~8小时禁食水;特殊患者应遵医嘱提前3日进无渣饮食。一般患者术前1日使用甘油栓通便;特殊患者需遵医嘱清洁灌肠。

(3)术前护士会为患者做抗菌药物过敏试验,并取血做相应检测及备血准备。

16 骨转移瘤术后卧床有特殊要求吗?

骨转移瘤患者术后卧床时间主要由原发肿瘤情况、手术部位、手术方式等因素决定(如脊柱转移瘤患者应卧床至少2~6周),卧床期间应定时翻身,适当进行床上锻炼。一般手术对翻身无特殊要求;脊柱转移瘤患者术后应进行轴线翻身,翻身时应保持整个脊柱平直;颈椎手术者,应做好颈部保护,勿扭曲或旋转头部。床上锻炼应量力而行，逐渐增加运动量，可根据患者具体情况进行翻身训练或坐起训练等。翻身后应使用辅助用具（如软枕）支撑体位，使肢体和关节处于功能位。翻身时也要注意各种管路的安全，避免脱管。

17 骨转移瘤术后患者下床活动时应注意什么？

骨转移瘤术后患者经适当的床上锻炼后，可由专业人员陪同进行下床活动，活动量应逐步增加，不能急于求成。活动前先保持坐位及站立位一段时间，以适应体外改变引起的血压变化，同时应保持地面干燥无杂物，做好防滑、防跌倒保障。活动时，应注意患者病情变化，避免出现脊柱或肢体的突然扭转，防止跌倒。脊柱或下肢受累患者应佩戴矫形支具后下床，不要让下肢受累肢体完全负重。佩戴支具时，应使用拐杖或助行器，加强体重支持，以协助步行。

18 骨转移瘤术后需要佩戴支具吗？

发生在四肢及脊柱的骨转移瘤患者，术前及术后应佩戴支具或者外固定物，以增加骨的稳定性，预防病理性骨折。使用的支具主要包括颈托、胸腰椎体衣、上肢外展支架、下肢矫形器等。应严格按照医嘱要求佩戴支具，活动时不可随意去除，佩戴同时需注意皮肤护理，预防压疮。

19 骨转移瘤术后需要进行功能锻炼吗？

骨转移瘤术后功能锻炼非常必要，主要进行关节活动度训练和肌力训练。前者用于恢复关节功能，先从远端小关节开始进行训练；后者主要预防肌肉萎缩，一般从直腿绷紧或下压膝关节收缩肌肉开始。锻炼开始时间、强度与频次等具体情况，应咨询康复医师，由专业人员对患者进行相应指导。

20 哪些药物可用于治疗骨转移瘤？

双膦酸盐类药物（如帕米磷酸二钠、唑来膦酸二钠）可抑制破骨细胞活性、抑制骨溶解，能明显缓解骨痛及骨破坏，改善骨转移瘤患者的生活质量，此药已作为基础药物广泛应用于骨转移瘤的治疗中。这类药物对血管损伤较小，可从外周静脉输注，输注时应注意滴速，帕米磷酸钠需缓慢滴入，唑来膦酸钠需快速滴入。

有高钙血症伴疼痛的患者可给予降钙素。

有骨质疏松的患者可给予钙剂、维生素 D_3 等药物。

21 骨转移瘤术后饮食需注意什么？

骨转移瘤患者术后应补充高蛋白、高维生素类食物，如肉类、鱼类、家禽、水果、蔬菜等。化疗者可多吃胡萝卜、水果、荸荠、番茄等食物，以缓解化疗导致的胃肠道不适症状。由于骨转移瘤患者易发生高钙血症，所以无需刻意补钙，术后是否补钙，应根据患者状况、血钙水平、骨密度测量等结果综合考虑。

22 骨转移瘤治疗后多久复查？

具体复查的内容根据原发病的要求进行，同时根据骨转移瘤的手术治疗的方式确定复查的时间及内容。一般情况下骨转移瘤治疗后建议第 1~2 年内每 3 个月复查 1 次；第 3~4 年内每 6 个月复查 1 次；第 5 年以后每 12 个月复查 1 次。

23 骨转移瘤治疗后复查时需要做哪些检查？

一般常规需要做局部转移灶或者手术区域的体格检查、影像学检查（如 X 线片、B 超、CT、MRI 等）和全身影像学检查（如 ECT、PET-CT 等）及身体状况的评估。具体由医生根据患者的病情选择合适的检查方法，出现不适时，要及时就诊。

24 骨转移瘤患者居家应注意什么？

骨转移瘤患者居家活动时应注意安全，预防病理性骨折的发生。下床活动时，需佩戴支具，量力而行，最好有家属陪同。注意科学饮食，多摄入富含膳食纤维的食物、新鲜水果和蔬菜，多饮

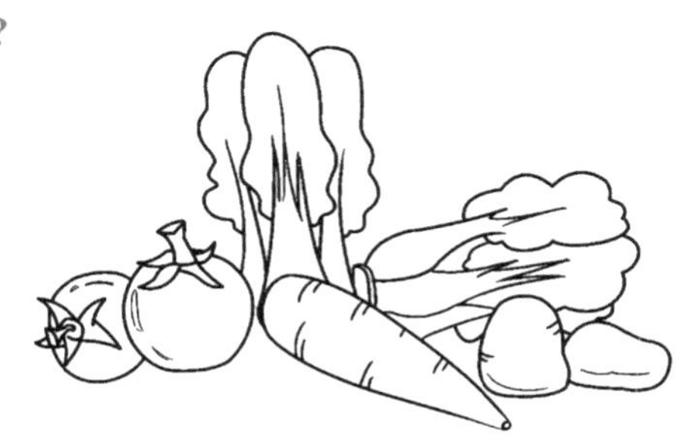

水，保证大便通畅；按时服用止疼药，疼痛无法缓解时，及时就诊；家属应多给予鼓励和支持，关注患者心理变化。

25 骨转移瘤截瘫者，居家护理应注意什么？

脊柱转移瘤合并截瘫的患者，应注意预防长期卧床的并发症发生。

(1)压疮。注意保持床铺平整、清洁、柔软；每2小时进行轴线翻身1次；注意保持受压部位皮肤干燥，翻身后适当按摩；有条件的家庭可使用电气褥，以预防褥疮形成。

(2)坠积性肺炎。在患者翻身时进行叩背，鼓励咳嗽，必要时湿化空气，协助排痰。

(3)肌肉萎缩。能自主活动者，加强自主功能锻炼；不能自主活动者，定时进行肌肉及关节被动活动，活动后协助保持肢体的功能位。

(4)便秘。多饮水，摄入高纤维素饮食，注意生活规律，养成定时排便的习惯。对于无法排便者，可每日定时(如晚8点)用开塞露或按摩，协助患者排便。

(5)尿路感染。能正常小便者，注意便后会阴部清洁；插尿管者，每3小时放小便1次，每3天更换集尿袋1次，每月更换尿管1次。

恶性黑色素瘤

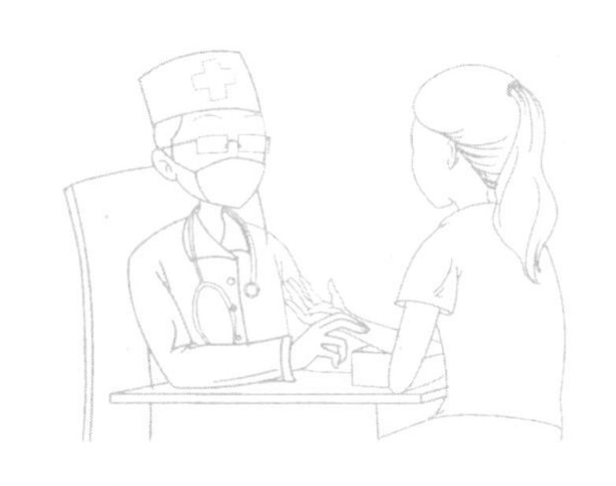

1 什么是恶性黑色素瘤？

恶性黑色素瘤简称恶黑，来源于黑色素细胞，是恶性程度较高的恶性肿瘤。多发生于皮肤，也可见于皮肤-黏膜交界处、眼脉络膜和软脑膜等处，是好发于

 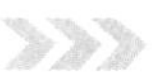

白种人的一种皮肤癌。我国恶黑发病率不高，但由于就诊时间过晚，治疗效果不理想。

2 恶性黑色素瘤的危险因素有哪些？

恶黑的发生与环境和遗传因素密切相关。过度日晒、紫外线照射、遗传易感性与本病密切相关。部分患者由恶性雀斑样痣、发育不良性细胞痣、先天性细胞痣等演变而来。外伤、病毒感染、肤色类型及发色、易受摩擦的交界痣、着色性干皮病、机体免疫功能低下及血液恶性肿瘤等，均是引起本病的高危因素。

3 哪些人易患恶性黑色素瘤？

恶黑好发于年轻人、中年人、50 岁以上男性。白种人发病率较高，3%~10%有家族史，亚洲人发病率较低。

4 恶性黑色素瘤有什么临床表现？

早期表现为痣或色素斑迅速增大，隆起、破溃不愈、边缘不整或有切迹和锯齿、颜色改变、局部形成水疱、瘙痒和刺痛等，进而可出现卫星灶、局部淋巴结肿大和远处转移(如远处皮肤、淋巴结、肺、肝、脑、骨等)，出现出血、疼痛、阻塞等表现。

一般来讲，恶黑的症状与发病年龄相关，年轻患者一般表现为瘙痒、皮损的颜色变化和界限扩大，老年患者一般表现为皮损出现溃疡，通常提示预后不良。

5 如何预防恶性黑色素瘤？

首先，加强一级预防，即从儿童时期就开始减少阳光暴露，注意防晒，日光中的紫外线可对皮肤造成很大的伤害，很多皮肤癌的发病原因都与日晒有关；平时要养成良好的生活习惯，注意烟酒的摄入量；避免接触过多的化学物质；加强体育锻炼，增强自身的抵抗力；此外，应定期体检，做好皮肤肿瘤的早期诊断，尤其有黑痣者，应尽早就诊检查，明确诊断。

6 长在哪个部位的黑痣应引起注意？

手、足、颈部等易摩擦部位的黑痣需引起关注，摩擦或刺激黑痣易引起癌变。经常摩擦或刺激黑痣，引起黑痣形态、颜色改变，出现痛痒、破溃、渗液或结痂等表现，提示可能癌变，需及时就诊。

7 恶性黑色素瘤能治愈吗？

由于病理情况和TNM临床分期不同，治疗效果各异。文献报道对于早期发现且未发生淋巴结转移的恶性黑色素瘤经过综合治疗，5年生存率超过70%。

8 恶性黑色素瘤会转移吗？

恶性黑色素瘤会转移，恶性程度越高越易发生转移。皮肤、软组织及远处淋巴结转移是最常见的转移部位，治疗效果好于其他转移部位；内脏转移中肺是最常见的转移部位，大多数肺转移是无症状的，可在筛选检查中被检查出来。恶性黑色素瘤患者的复查，常规胸部X线是最适合的方法，发现有可疑性结节需行CT扫描，进一步明确病变的特点及数目。PET-CT也是区分转移、其他病变或者良性病变的有效方法。有2%~4%的患者转移至胃肠道，小肠是最常见的转移部位，占75%~90%，结直肠发生转移的比率是20%~25%，胃部有3%~10%的可能。有胃肠道转移的患者常贫血、腹痛、出血、肠梗阻、腹部肿块及体重下降；颅内转移是最重要的致死或者致残原因。所以发现异常应立即就诊，不要等到病情加重再加以重视。

9 确诊恶性黑色素瘤的检查有哪些？

恶黑诊断检查包括以下几种：胸片、超声检查、CT、MRI、淋巴结活检、病变病理检查、ECT、PET-CT等。医生会根据患者的具体情况选择检查项目。

10 恶性黑色素瘤病理活检的相关注意事项有哪些？

恶黑的病理活检十分关键，活检将直接影响病理诊断的准确性、治疗方式及预后，所以活检前，患者(或家属)应与外科医生、病理科医生做好沟通，根据患者具体情况及所选择的治疗方式，进行恰当的活检取材，以免贻误诊断。活检前皮肤准备要遵照医护人员的要求进行。一般活检要求带部分正常组织连同皮下脂肪层一并切除送病理化验。

11 为什么要做 p16/CDKN2A 基因检测?

9 号染色体短臂的 p16 或 CDKN2A 的基因突变是恶黑高遗传易感性的主要原因。50%以上的家族恶性黑色素瘤患者中检测到了 p16 基因的突变。

12 恶性黑色素瘤是如何进行组织学分型的?

皮肤恶性黑素瘤的皮损表现与组织学类型相关，目前黑色素瘤的临床组织学分型主要包括 4 型：恶性雀斑痣样黑色素瘤(LMM)、浅表扩散性黑色素瘤(SSM)、肢端雀斑样黑色素瘤(ALM)、结节性黑色素瘤(NM)。在患恶性黑色素瘤的白种人中，约 70%为表浅扩散性病变。但在所有恶性黑色素瘤的亚洲人中，发生于日光照射部位的 ALM 占 72%。

13 恶性黑色素瘤如何分期?

过去对恶性黑色素瘤的分期，除了组织学诊断、病理分型外，通常采用 Clark 深度和 Breslow 厚度两个主要参数观察其侵袭程度，瘤细胞侵犯愈深预后愈差。

目前分期的一些要点包括：①对原发肿瘤(T)的分期以毫米计量厚度，T1 期<1mm，T2 期为 1.01~2mm，T3 期为 2.01~3mm，T4 期>4mm，T1 期大致与 Clark 分级法的Ⅰ级相当；②肿瘤溃疡为肿瘤亚期的指标，无溃疡的亚期为 a，溃疡意味着 b 亚期；③不再将淋巴结大小作为淋巴浸润(N)分期的依据，而是以淋巴结的数目分期，N1 为 1 个，N2 为 2~3 个，N3≥4 个；④局部复发、卫星病灶、移行转移有相近的预后意义；⑤血清乳酸脱氢酶水平上升视为转移(M)的评估指标。

14 恶性黑色素瘤的治疗方法有哪些?

恶黑的治疗主要包括手术治疗、放射治疗、化学治疗、免疫治疗、分子靶向治疗等。医生会根据患者的具体情况,为患者提供个体化治疗建议。

15 恶性黑色素瘤术前准备有哪些?

(1)皮肤准备。术前患者需要洗澡,护士会为患者术区皮肤做特殊清洁。如手足部位手术,应术前3天进行手术部位温水浸泡,每日两次,软化角质。

(2)胃肠道准备。术前1日午餐常规进餐,忌油腻;晚餐进流质;术前6~8小时禁食、水;术前用甘油栓助便。

16 黑色素瘤的活检手术的意义主要表现在哪些方面?

对疑为恶性黑色素瘤者,应将病灶连同周围0.5~1cm的正常皮肤及皮下脂肪整块切除后做病理检查,如证实为恶性黑色素瘤,则应根据其浸润深度,来决定是否需行补充广泛切除。

怀疑恶性黑色素瘤时一般不做切取或钳取活检,除非病灶已有溃疡形成者;或因病灶过大,一次切除可能引起毁容或致残者,切取活检与根治性手术衔接得越近越好。

温馨提示

世界卫生组织恶性黑色素瘤诊疗评价协作中心认为,切除活检不但对预后没有不良影响,而且通过活检可了解病灶的浸润深度及范围,有利于制订更合理、更恰当的手术方案。

17 恶性黑色素瘤行皮瓣转位术后应注意什么?

(1)保持皮瓣血运通畅,预防手术部位缺血或瘀血;禁烟,避免尼古丁刺激造成血管痉挛影响皮瓣成活。

(2)进行感觉功能训练。术后两周皮瓣愈合良好拆线后,可以手掌反复轻

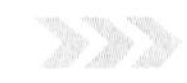

柔触摸或按摩皮瓣，主动感受皮瓣刺激，以促进皮肤感觉恢复；注意保护患处，防止冻伤、烫伤等意外损伤。感觉恢复需要 6 个月或者更久，故训练应循序渐进，勿急躁。

(3)进行运动功能训练：拆线后即可开始患肢功能训练，一般术后两周皮瓣血供良好，软组织基本愈合后，可协助患者做被动关节活动。

18 恶性黑色素瘤化疗常用什么药？有哪些副作用？

达卡巴嗪(氮烯咪胺、DTIC)是恶黑常用化疗药，主要副作用为胃肠道反应和骨髓抑制。一般给药后 1~12 小时，易出现食欲缺乏、恶心、呕吐等不适；偶有流感样综合征，发生于给药后 7 日，持续 1~3 周；白细胞减少常发生于给药后 16~20 天，血小板减少发生于给药后 16 天左右。

19 化疗期间如何进行饮食调理？

化疗期间，患者宜补充高蛋白食物(如奶类、鱼、动物肝脏等)。白细胞减少者，建议增加红枣、赤豆、河蟹、黄鳝、黑鱼、牛肉等食物的摄入；如出现食欲缺乏、消化不良，可增加健脾开胃食品(如山楂、白扁豆、萝卜、陈皮等)。

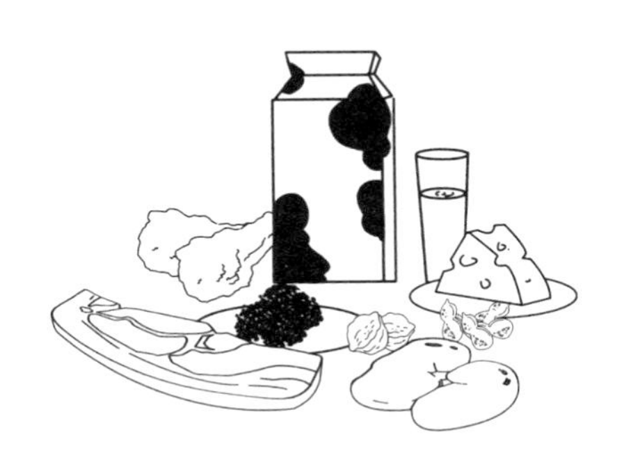

20 如何缓解化疗期间的便秘症状？

建议化疗期间多摄入纤维素含量高的蔬菜、水果，如土豆、南瓜、韭菜、芹菜、菠菜、苹果等。注意补充水分，如晨起喝温水，睡前喝蜂蜜水等，润肠通便。适当运动，以促进胃肠道蠕动。必要时遵医嘱使用通便药物。

21 什么是恶性黑色素瘤的分子靶向治疗？

恶性黑色素瘤有很多基因或者蛋白异常的情况，针对这些异常基因或者蛋白进行的治疗叫作分子靶向治疗。常见的基因改变为 B-RAF 基因突变，可服用威罗菲尼;其他改变如 C-KIT 突变,可服用伊玛替尼。

22 什么是恶性黑色素瘤的免疫治疗?

免疫治疗是指通过体内外激活机体免疫效应细胞，纠正细胞免疫功能低下及提高患者抗肿瘤免疫功能等作用。目前推荐的方法为大剂量干扰素治疗,分为诱导期(4 周)和巩固期(48 周)。目前有抗 PD-1、抗 PD-L1 及抗 CTLA-4 等免疫治疗方法。

23 恶性黑色素瘤治疗的关键是什么?

恶黑治疗的关键是早期诊断。患者出现瘙痒、出血、新病灶或头皮病变均应进行活检。黑色素瘤有些是不常见的变异型,如结缔组织生成或无黑色素的病变,临床上常常不引起怀疑。

24 术后多久复查?

建议术后第 1~2 年内,每 3 个月复查 1 次;第 3~4 年内,每 6 个月复查 1 次;第 5 年以后,每 12 个月复查 1 次。

25 术后复查要做哪些检查?

术后复查主要有手术局部、淋巴结引流区域及全身情况如肺、肝、肾等重要脏器。常用的方法包括局部查体、血常规检查、免疫功能检查、X 线检查、B 超检查、CT 检查等。具体情况由医生结合患者的病情进行选择。

26 复查时患者需要注意哪些?

复查时,应携带既往病历及相关检查结果(如 CT 片),整理好居家期间的疑问或身体不适,及时向医务人员咨询。

27 治疗结束后总是担心会复发,有这个必要吗?

若为早期,治疗效果好的话,复发的概率很小;若为中晚期,则要根据治疗效果，进行相应的评估。所以平时要放松心态，增强自信心，注意个人饮食及生活习惯，定期复查，减少复发的概率。

28 吃哪些东西有利于疾病康复？

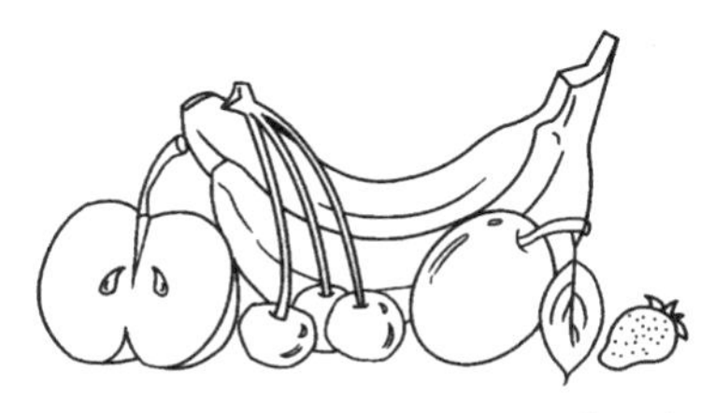

手术后，耗气伤血，宜多食用补气养血之品，多食粳米、扁豆、大枣、龙眼、荔枝、香菇、鹌鹑蛋、胡萝卜、山药、藕粉粥、豆类等。

放疗耗损阴液，宜多食滋阴养液之物，多食用新鲜蔬菜、水果(如菠菜、小白菜、藕、白梨、香蕉、葡萄等)及泥鳅、海参、甘蔗粥等。

化疗气血两损，宜常服养气之品，多选用核桃仁、桑葚、白木耳、香菇、菱角、薏米粥、黄鳝等。

29 恶性黑色素瘤治疗结束后可以参加工作吗？

若治疗后效果理想并且不影响日常生活，可以参加工作；若治疗后生活暂不能自理，需要疗养，应暂时不参加工作，因为这种情况下参加工作很可能会加重病情。不论参加工作与否，都应以身体状况为主。

皮肤非恶性黑色素瘤性恶性肿瘤

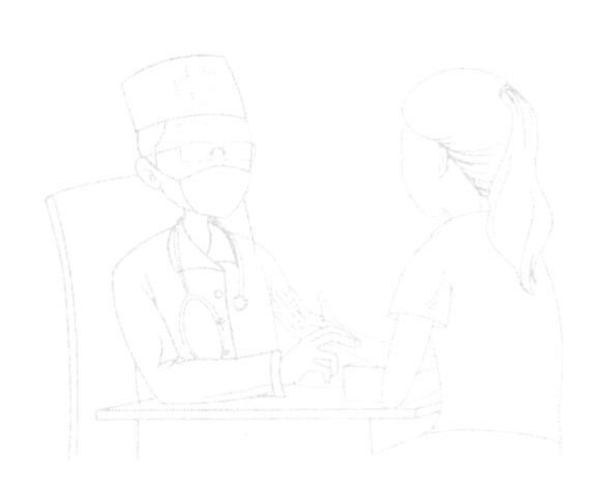

1 非恶性黑色素瘤性恶性肿瘤有哪些？

发生在皮肤的非恶性黑色素瘤性的恶性肿瘤大多数是鳞状细胞癌和基底细胞癌，占皮肤恶性肿瘤的90%以上。鳞状细胞癌(SCC)和基底细胞癌(BCC)多见于老人(大于60岁)，BCC发病率比SCC多4~5倍，发病率为38/

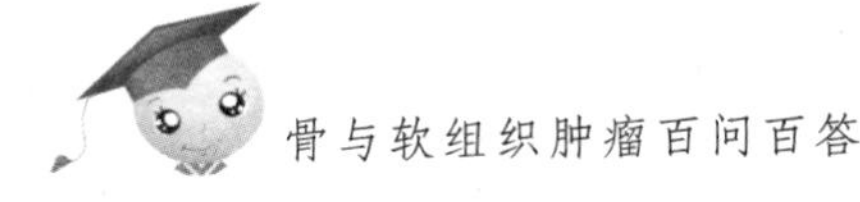

100 000(SCC)及147/100 000(BCC),两者发病率都随着年龄增加而增加,且倾向于发生于皮肤暴露部位。另外一种较少见的皮肤非恶性黑色素瘤性恶性肿瘤是梅克尔细胞癌(MCC),发病率低于恶性黑色素瘤,更低于鳞状细胞癌及基底细胞癌。

2 什么是鳞状细胞癌?

鳞状细胞癌(SCC)简称鳞癌,是发生于皮肤的表皮角质形成细胞或附属器角质形成细胞的一种恶性肿瘤。男性多见,随着年龄增加而发病率增加。

3 鳞状细胞癌的危险因素有哪些?

阳光暴晒、X射线或热辐射损伤;化学致癌物,如砷、多环芳香族碳氢化合物、煤焦油、木馏油、石蜡、蒽、烟草焦油、铬酸盐等;病毒感染,特别是人类乳头瘤病毒16、18、30和33型感染;某些肿瘤前期皮肤病,如日光角化病、黏膜白斑、砷角化病;某些慢性皮肤病,如慢性溃疡、慢性骨髓炎、红斑狼疮、萎缩硬化性苔藓等;遗传因素,某些遗传性皮肤病如着色性干皮病、白化病等均可诱发或继发鳞状细胞癌。

4 鳞状细胞癌有什么临床表现?

本病好发于老年人的曝光部位皮肤。起初常为小而硬的红色结节,境界不清楚。进展后可为菜花状,有时癌组织发生坏死而脱落形成溃疡,产生恶性臭味,若癌细胞向深层发展则呈侵袭性生长。癌细胞也可向远处转移,形成继发肿瘤。

5 什么是基底细胞癌?

基底细胞癌(BCC),又称基底细胞上皮癌,是分化较好的附属器肿瘤,生长缓慢,有局部破坏性。

6 基底细胞癌的危险因素有哪些?

基底细胞癌与长期日晒密切相关。此外大剂量X线照射、烧伤、瘢痕、砷剂等也与本病有关。

7 哪些人易患基底细胞癌？

基底细胞癌多发生于白色人种，老年人较多，男性较女性多。

8 基底细胞癌有什么临床表现？

好发于头、面、颈及手背等处，尤其是面部较突出的部位。开始是一个肤色到暗褐色浸润的小结节，较典型者为蜡样、半透明状结节，有高起卷曲的边缘。随后中央开始破溃，结黑色坏死性痂，中心坏死向深部组织扩展，呈大片状侵袭性坏死，可以深达软组织和骨组织，为侵袭性溃疡。基底细胞癌的基底及边缘常有黑色色素沉着，本病呈慢性进行性发展。

9 什么是梅克尔细胞癌？

梅克尔细胞癌(MCC)是较少见的高度侵袭性皮肤感受器肿瘤，典型的特征是肿瘤细胞内有网状结构及神经内分泌颗粒。

10 梅克尔细胞癌的危险因素有哪些？

梅克尔细胞癌与日光照射及免疫抑制有关。有报道显示在接受移植的患者、慢性淋巴细胞白血病及人类免疫缺陷病毒患者中发病率显著增高。

11 哪些人易患梅克尔细胞癌？

梅克尔细胞癌在美国总的发病率为(0~23)/100 000，典型的患者是老年男性，白种人。倾向于50岁以上，男性多于女性〔(2~3):1〕。

12 梅克尔细胞癌有什么临床表现？

肿瘤呈坚实性圆顶状，红色或紫色结节，直径0.5~2cm，常单发，迅速增长，常见于老年患者的曝光部皮肤。原发部位为头颈部(44%)、腿部(28%)、臀部(9%)、臂部(16%)。肿瘤趋于局部浸润到脂肪、筋膜及肌肉，可以早期转移，通

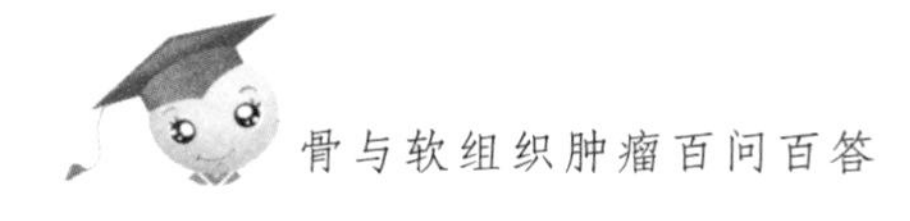

常转移至局部淋巴结。肿瘤也可通过血行播散到肝、肺、脑及骨髓。

13 鳞状细胞癌会转移吗?

鳞状细胞癌会发生转移,如淋巴结转移及脏器转移,恶性程度越高越易发生转移。高风险因素包括肿瘤体积大于2cm、组织学分化差、病变较深、复发性病变、位于口唇区域、免疫抑制患者(人类免疫缺陷病毒阳性或者接受实体器官移植者)。区域淋巴结是转移的最常见部位。

14 基底细胞癌能活多久?

由于病理情况和TNM临床分期不同,治疗效果各异。生存时间并不固定,对于患者来说,及时采取治疗才是延长生命的好办法,在正确治疗的情况下5年生存率可达100%。

15 基底细胞癌会转移吗?

不同类型有不同的侵袭性,但多数生长较慢,很少转移。

16 梅克尔细胞癌会复发和转移吗?

梅克尔细胞癌倾向于局部复发且早期发生淋巴结转移。局部复发率据报道高于75%,Ⅰ期的病变中有60%~75%的患者会发展成淋巴结病变。

17 鳞状细胞癌的诊断检查有哪些?

医生会根据患者的具体情况选择检查项目。组织病理检查是首选,必要时进行胸片、超声、CT、MRI、淋巴结活检、ECT、PET-CT等检查,以明确有无其他部位的转移。

18 基底细胞癌的诊断方法是什么?

本病为侵袭性溃疡,有卷曲状珍珠色边缘,基底部呈黑色,慢性病程,确诊要依靠组织病理检查。医生会根据患者的具体情况选择检查项目。

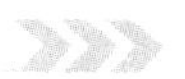

19 基底细胞癌应与哪些皮肤病相区别?

本病应与色素痣、脂溢性角化症、角化棘皮瘤、鳞状细胞癌与黑色素瘤相区别。

20 梅克尔细胞癌的诊断方法是什么?

根据临床表现、皮损特点、组织病理特征即可诊断。确诊要依靠组织病理检查。医生会根据患者的具体情况选择检查项目。

21 梅克尔细胞癌应与哪些皮肤病相区别?

本病应与色素痣、脂溢性角化症、角化棘皮瘤、鳞状细胞癌、基底细胞癌及黑色素瘤等相区别。

22 鳞状细胞癌有哪些治疗方法?

(1)对于面积较小、分化较好的皮肤鳞癌,可以一次性彻底手术切除。如有淋巴结转移,要做淋巴结清扫。

(2) 对于年老体弱或者不适合手术的患者以及已有骨骼或淋巴结转移且经手术治疗又复发的患者,可以采用放疗。

(3)化疗适用于病变较深、分化差、存在转移的鳞癌。

(4)激光和冷冻适用于分化好、体积很小的皮肤鳞癌,治疗范围较为局限。

(5)对于分化良好、面积较小的早期浅表性鳞癌,可以辅助外用药物治疗,如5-氟尿嘧啶、咪喹莫特、维A酸类制剂等。

23 基底细胞癌有哪些治疗方法?

基底细胞癌的治疗与鳞状细胞癌相似。基底细胞癌的治疗方法甚多,最重要的是结合患者的情况选择最佳的治疗方案。外科手术切除、X线照射、电烧术、锐匙刮除术、液氮冷冻激光治疗、外用细胞毒药物治疗等都是常用的方法。

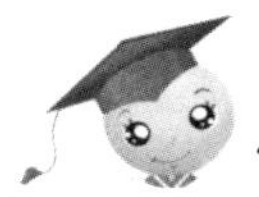

病变广泛切除是最明确的治疗方案,能够治愈。

温馨提示

理想疗法是手术切除或切除后植皮，建议应用 Mohs 外科切除技术。Mohs 显微外科切除手术在某些类型的基底细胞癌中可以使用，这些类型的肿瘤扩展边界可能超出肉眼边界,组织学检查切缘以防止复发。

24 怎样预防基底细胞癌?

在青少年时就应注意防止过度的日光暴晒,老年人更应保护好皮肤,防止过强的日光照射。对各种慢性皮肤病应积极治疗,防止发生癌变。

25 梅克尔细胞癌的临床如何分期?

通常情况下分为 3 期:Ⅰ期,临床局部原发病变(Ⅰa,肿瘤最大径小于等于 2cm;Ⅰb,肿瘤最大径大于 2cm);Ⅱ期,局部淋巴结受累;Ⅲ期,远处转移。局部淋巴结受累及远处转移与梅克尔细胞癌较差的预后相关联。报道的 5 年生存期如下:Ⅰ期为 60%~70%;Ⅱ期<50%;Ⅲ期<35%。

26 梅克尔细胞癌有哪些治疗方法?

应用 Mohs 显微外科彻底切除,辅以化疗、免疫治疗及放射治疗。损害组织内注射肿瘤坏死因子亦有效。推荐做前哨淋巴结标记定位。

27 怎样预防梅克尔细胞癌?

在青少年时就应注意防止过度的日光暴晒,老年人更应保护好皮肤,防止过强的日光照射。对各种慢性皮肤病应积极治疗,防止发生癌变。同时应增强身体免疫力及抵抗力。